Marja Vink
Saskia Teunisse
Henk Geertsema

Klaar met leven?

onder redactie van:
Marja Vink
Saskia Teunisse
Henk Geertsema

Klaar met leven?

Ouderen en het levenseinde in psychologisch perspectief

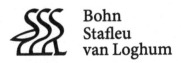
Bohn
Stafleu
van Loghum

Houten 2016

ISBN 978-90-368-1093-7   ISBN 978-90-368-1094-4 (eBook)
DOI 10.1007/978-90-368-1094-4

NUR 891
Basisontwerp omslag: Studio Bassa, Culemborg
Automatische opmaak: Crest Premedia Solutions (P) Ltd., Pune, India

Bohn Stafleu van Loghum
Het Spoor 2
Postbus 246
3990 GA Houten

www.bsl.nl

Voorwoord

De redactie benaderde mij om een voorwoord bij dit boek te schrijven. Deze eer heb ik niet aan mij voorbij laten gaan. Ambivalentie bij het ouder worden en levenswaardering bij ouderen, maar ook zelfzorg, zelfredzaamheid en mantelzorg zijn actueel, zeker nu de toegang tot de diverse zorgvoorzieningen veel strenger bewaakt wordt en een geopolitieke decentralisatie naar het gemeenteniveau is opgedrongen. Dit boek bespreekt een aantal psychologische aspecten rond het levenseinde bij ouderen. De bijdragen zijn geschreven door psychologen en artsen met ruime ervaring in het werkveld. Het is dan ook primair bedoeld voor professionals die met ouderen werkzaam zijn, maar zal evenzeer in veel bredere kring interesse wekken. Immers, de psychologische confrontatie met het mogelijke levenseinde is van alle leeftijden en van alle situaties, kan kortstondig zijn, van langere duur of met een zekere regelmaat zich aandienen.

In dit voorwoord wil ik op zoek gaan naar mogelijke maatschappelijke achtergronden van levensmoeheid bij ouderen. Door de aandacht te vestigen op de sociaal culturele veranderingen onder ouderen en een link te leggen naar het begrip levenswaardering, wil ik deze problematiek in een breder perspectief plaatsen.

Vanaf 1980 stopten in vrijwel alle westerse geïndustrialiseerde landen werknemers vanaf 55 jaar massaal met werken, meestal met behoud van een groot deel van hun inkomen. De plotselinge intrede van het vervroegd pensioen verleende urgentie aan een nieuw imago voor de 'niet meer werkende'. Wat heeft dit eerder stoppen met werken in de periode 1980 tot 2000 de mensen opgeleverd? Op basis van gegevens van een longitudinaal verouderings-onderzoek (LASA) dat sinds 1990 aan de Vrije Universiteit wordt uitgevoerd, is door Deeg (2005) een deelstudie verricht. Zij onderzocht veranderingen in de lichamelijke en geestelijke gezondheid bij 966 deelnemers, die tussen de 55 en 64 jaar oud waren. De groep werd negen jaar lang onderzocht op verschillende aspecten van functioneren, waaronder het voorkomen van depressieve symptomen. Deeg constateerde dat een relatief hoog niveau van depressieve symptomen zich met name voordeed bij mensen die vervroegd met pensioen waren gegaan.

Met 31 deelnemers die minstens vijf jaar vervroegd met pensioen waren, heb ik open interviews gehouden. Ik heb hen ondervraagd over hun wekelijkse bezigheden, het patroon daarin, de tijdsinvestering in verschillende soorten activiteiten en de motivatie erachter. Daarbij was ik met name benieuwd wat die activiteiten hen opleverden, in hoeverre ze die als zinvol, waardevol en belangrijk ervoeren.

Enkele citaten spreken hierover boekdelen: *Een grossier vertelt*: 'In het begin heb ik het heel erg gevonden, ik heb het eerste halfjaar zo in een dip gezeten dat ik 's morgens lang bleef liggen. Ik had helemaal geen fut en dan ging ik op de bank liggen piekeren. (…) Ik heb vroeger wel eens gedacht dat ik lekker zou gaan genieten. (…) Dat valt allemaal toch tegen, je doet het veel minder dan je eigenlijk van plan was!' *Een financieel administrateur zegt*: 'Ik zit nogal eens thuis gewoon wat te lummelen… 's Morgens als ik opsta, lees ik eerst op mijn gemak de krant, doe een puzzeltje enzo. Ik ben bezig met iets wat niet echt nodig is. Het is je dag op een prettige manier doorbrengen.' Op mijn vraag of hij nog leuke dingen ondernomen of meegemaakt had de laatste jaren, bleef het even stil. Toen zei hij: 'Er schiet me niets te binnen. Ik probeer al maanden een boek te lezen, maar ik kom er niet doorheen...' Een *detailhandelaar* vroeg ik naar speciale hoogtepunten of dieptepunten na het stoppen met werken. Hij zei: 'Ik was voortdurend bezig een invulling aan mijn leven en mijn dagelijks bestaan te geven. Daar heb ik het meest mee geworsteld en daar worstel ik nog vaak mee. Zo nu en dan ga ik zitten en dan heb ik nergens meer zin in.'

Dit onderzoek en vele andere laten zien hoe moeilijk het kan zijn voor ouderen om zelf betekenis aan hun bestaan te blijven geven als de vaste maatschappelijke kaders als werk wegvallen. Zijn er nog verwachtingen naar hen toe of doet hun bestaan er eigenlijk niet meer toe, maatschappelijk gezien?

In de publieke opinie wordt levenslust vaak gekoppeld aan gezondheid. Vanuit die opinie kan het normaal en misschien zelf onvermijdelijk lijken dat de ouderdom, die 'komt met gebreken', gepaard gaat met levensmoeheid.

Lawton en collega's (2001) zagen dat anders. Zij waren ervan overtuigd dat er naast gezondheid nog vele andere factoren zijn die het leven de moeite waard maken. Lawton introduceerde het begrip 'valuation of life' ofwel levenswaardering: de subjectief ervaren waarde die iemand aan het leven hecht, daarin een veelheid aan positieve én negatieve levensaspecten wegend die ofwel de persoon zelf of zijn omgeving betreffen. Hij voegde daar aan toe: 'it may be defined as the extent to which the person is attached to his or her present life, for reasons related to a sense not only of enjoyment and the absence of distress, but also hope, futurity, purpose, meaningfulness, persistence, and self-efficacy', of ook wel: 'valuation of life as a small set of relatively global constructs that express the active embrace of life'. De uitdrukking 'active embrace of life' suggereert dat de auteurs denken aan een actieve gehechtheid aan het leven en aan de afwezigheid van levensmoeheid. Het is vooral deze brede oriëntatie op het leven en iemands levensinstelling die het begrip levenswaardering hier rechtvaardigen. Lawton ontwikkelde de 'Valuation of Life' schaal die wij naar het Nederlands hebben vertaald en getoetst in een grote steekproef onder ouderen (Knipscheer et al. 2008).

Wat opvalt bij dit begrip levenswaardering is dat het een (levens)breed perspectief op het eigen leven vraagt. Het zoeken naar dit bredere perspectief en de uitdagingen die er liggen ten aanzien levenswaardering bij mensen op (hoge) leeftijd die zich levensmoe of angstig voelen, zie ik in dit boek mooi gedemonstreerd. Hier ligt een belangrijke opgave voor de ouderen zelf, hun dierbaren, de hulpverleners en de maatschappij.

Kees Knipscheer,
Emeritus hoogleraar sociale gerontologie

Literatuur

Deeg, D. J. H. (2005). The development of physical and mental health from late midlife to early old age. In S. L. Willis & M. Martin (Eds.), *Middle adulthood. A lifespan perspective*. California: Sage Publications.

Knipscheer, K., Schoor, N. M. van, Penninx, B., & Smit, J. H. (2008). Levenswaardering bij ouderen. De validatie van een meetinstrument. *Tijdschrift voor Gerontologie & Geriatrie, 39*(4), 133–145.

Lawton, M. P., et al. (2001). Valuation of life. A concept and a Scale. *Journal of Aging and Health, 13*(1), 3–31.

Inhoud

Auteurs en redactie

Maritza Allewijn is gezondheidszorgpsycholoog, verbonden aan De Rijnhoven te Harmelen, en directeur PgD Psychologische expertise voor de ouderenzorg.

Quin van Dam is vrijgevestigd klinisch psycholoog-psychoanalyticus te Leiden, docent, en supervisor voor de NVP, NVPA en voor het register Affectfobie van de NVPP.

Dick Elzenga is specialist ouderengeneeskunde en kaderarts palliatieve zorg, werkzaam bij Plantein te Joure.

Henk Geertsema is gezondheidszorgpsycholoog en hoofd nascholing bij GERION/VUmc te Amsterdam.

Christien de Jong is vrijgevestigd psycholoog-psychotherapeut en trainer te Amsterdam, en verbonden aan het Amsterdams Instituut voor Gezins- en Relatietherapie.

Jos de Keijser is bijzonder hoogleraar aan de Rijksuniversiteit Groningen, en als klinisch psycholoog-psychotherapeut werkzaam bij GGZ Friesland.

Piet van Leeuwen is specialist ouderengeneeskunde, verbonden aan Johannes Hospitium Vleuten/De Ronde Venen en St Antonius Ziekenhuis Utrecht/Nieuwegein.

Jolanthe de Tempe is socioloog, vrijgevestigd systeemtherapeut en opleider te Amsterdam, gespecialiseerd in het herstel van veilige hechting in partner- en ouder-kindrelaties.

Saskia Teunisse is klinisch psycholoog en klinisch neuropsycholoog, werkzaam bij Amstelring en GERION/VUmc te Amsterdam, hoofdopleider Profielopleiding Ouderenpsycholoog.

Luc van de Ven is als klinisch ouderenpsycholoog verbonden aan de dienst Ouderenpsychiatrie van het Universitair Psychiatrisch Centrum, KULeuven.

Etje Verhagen-Krikke is gezondheidszorgpsycholoog, geestelijk verzorger en palliatief consulent, Praktijk de Beken, Zwolle.

Marja Vink is klinisch psycholoog, werkzaam bij GERION/VUmc te Amsterdam en Zorgspectrum te Nieuwegein, hoofdopleider Profielopleiding Ouderenpsycholoog.

GERION

De redactieleden zijn verbonden aan GERION, VU medisch centrum in Amsterdam. GERION wil bijdragen aan hoogstaande ouderenzorg. Dat gebeurt door het opleiden van betrokken professionals, onder andere in de opleiding tot specialist ouderengeneeskunde, diverse kaderopleidingen, de profielopleiding ouderenpsycholoog en de opleiding casemanager dementie. In de opleidingen worden hoge eisen gesteld aan wetenschappelijke vorming en aan functioneren in de praktijk. Daarnaast biedt GERION er een breed aanbod van inspirerend postacademisch onderwijs, gericht op versterking van de professionele competenties en op verdieping.

Inleiding

Marja Vink, Saskia Teunisse en Henk Geertsema

> **Cora Smithuis**
>
> Cora Smithuis, 87 jaar, heeft anderhalf jaar geleden een CVA gehad. Sindsdien verblijft zij op een somatische afdeling van een verpleeghuis. Zij is in haar bewegen erg beperkt geraakt. Ook is het veel moeilijker geworden om zich op een begrijpelijke manier te uiten. De ander moet er echt voor gaan zitten en de tijd nemen; dan lukt het wel. Haar man is al twaalf jaar geleden overleden. Ze hadden een goed huwelijk, maar ook als weduwe wist Cora zich goed staande te houden. Hun enige dochter is op 28-jarige leeftijd overleden door een ernstig verkeersongeluk. Het laatste jaar zijn haar man en dochter weer veel in haar gedachten. Mede door de zorgafhankelijkheid vraagt zij zich de laatste tijd vaak af waarom zij eigenlijk nog leeft. Ze ziet steeds meer op tegen de dag van morgen.

Er zijn in onze samenleving inmiddels heel wat mensen op een leeftijd als Cora, vaak met meer of minder gezondheidsproblemen en met vragen over de zin van hun bestaan. Hulpverleners komen hen tegen in de ouderenzorg. De vraag komt daarbij op waar goede hulpverlening voor hen uit moet of kan bestaan. Dergelijke vragen vormden het uitgangspunt voor het symposium *Klaar met leven?* dat GERION/VUmc organiseerde op 24 april 2015. Op deze dag kwam zoveel interessante en relevante informatie voor hulpverleners naar voren, dat we gezocht hebben naar een manier om deze informatie vast te houden en ter beschikking te stellen aan een veel bredere kring geïnteresseerden. Daaruit is dit boek ontstaan.

In dit boek richten wij ons in de eerste plaats op psychologen in de ouderenzorg. Zij komen in hun werk vaak in aanraking met cliënten als Cora en kunnen hun deskundigheid inzetten om de gezondheid en het welzijn van ouderen te bevorderen. Zij hebben vanuit hun vakgebied veel te bieden. Daarnaast is het boek ook van belang voor andere hulpverleners, zoals artsen, verpleegkundigen of geestelijk verzorgers die met ouderen werken. Ouderen, beleidsmakers en andere geïnteresseerden kunnen ook informatie en inspiratie opdoen uit dit boek.

Ouderen en het levenseinde

Erik Erikson (1994) beschreef het accepteren van de eigen sterfelijkheid als een ontwikkelingstaak voor de laatste levensfase. Dat is geen gemakkelijke taak in een samenleving waar het ideaal vooral bestaat uit jeugdig, gezond, actief en onafhankelijk. Wie door een bril van deze waarden naar de ouderdom kijkt ziet vooral verval, ziekte, isolement, verlieservaringen en afhankelijkheid. Er is sprake van negatieve beeldvorming rond ouder worden en ouder zijn, waarbij de toenemende vergrijzing vaak wordt geduid als 'probleem' en een last voor de maatschappij. Deze beelden maken de ouderdom niet bepaald een fase om hunkerend naar uit te kijken. Er is echter zoveel meer dat de oude dag doorgaans met zich meebrengt: levenservaring, wijsheid, relativeringsvermogen, emotionele kracht, ruimte, voldoening en van betekenis zijn voor anderen. Een recente literatuurstudie in het kader van de Kennissynthese *Ouderen en het zelfgekozen levenseinde* (ZonMW 2014, pag. 8) bekrachtigt een positiever beeld van Nederlandse ouderen: zij participeren volop in de samenleving, zijn veelal in goede psychische gezondheid, het merendeel voelt zich niet erg eenzaam, en ook over de zorg in verzorgings- en verpleeghuizen is men over het algemeen tevreden. Toch laten we het vooral aan onze ouderen zelf over om dit te ontdekken en vorm te geven in hun eigen leven. Dit geldt ook voor de naderende dood. Waar het sterven grotendeels verdwenen is uit het publieke leven, wordt het sterven vooral iets van ouderen zelf. Wat weten wij van hoe ouderen tegen het sterven aankijken? Voor de opzet van dit boek zijn we uitgegaan van drie gedaanten van het sterven: het vredige levenseinde, het zelfgekozen levenseinde en het gevreesde levenseinde.

Het vredige levenseinde

Vrijwel alle mensen ervaren bij het ouder worden op den duur meer of minder ernstige gezondheidsproblemen. Bij de vraag in hoeverre zij hiervoor ingrijpende behandelingen willen ondergaan wordt vaak het begrip kwaliteit van leven gehanteerd. Waar deze kwaliteit precies uit bestaat zal niet voor iedereen gelijk zijn, maar veel mensen denken hierbij aan het kunnen handhaven van activiteiten die voor hen waardevol zijn, het blijven wonen op de plek waar zij zich thuis voelen of het behoud van relaties die voor hen belangrijk zijn. Men wil het liefst zo lang mogelijk aan deze zaken vasthouden. En als het sterven zich aandient, dan het liefst rustig heengaan in de slaap. Als zoiets zich voordoet zeggen familie en omstanders: het is een verlies, maar wel een mooie dood.

Bereiden mensen zich voor op het einde? Zo ja, hoe dan? In zijn hoofdstuk spreekt Luc van de Ven over stervenskunst. Hierbij verwijst hij naar het werk van Terry Hargrave over 'finishing well': op een goede manier het leven afronden, of – zoals van der Ven zegt – op een fatsoenlijke manier het podium verlaten. Hij werkt uit wat dit betekent voor de oudere zelf en wat omstanders daaraan kunnen bijdragen. Ook geeft hij mooi aan wat gevraagd wordt van psychologen en andere hulpverleners in deze fase. Carlo Leget (2008) heeft vanuit een vergelijkbaar perspectief op deze stervenskunst een Ars moriendi model ontwikkeld. Centraal in dit model staat de metafoor innerlijke ruimte als een gemoedstoestand waardoor iemand zich in alle rust en vrijheid kan verhouden tot de emoties die door een situatie worden opgeroepen, zonder daarin te blijven hangen of er door te worden meegesleept. Het betreft een open houding die zowel voor de oudere, als voor diens naaste en de hulpverlener van belang is en die in staat stelt om wezenlijk contact te creëren. Daarnaast onderscheidt Leget vijf spanningsvelden waar iedereen in de allerlaatste levensfase in meer of mindere mate mee te maken krijgt: ik en de ander; doen en laten; vasthouden en loslaten; vergeven en vergeten; geloven en weten (zie ◘ fig. 1). De innerlijke ruimte biedt de openheid en ontspanning om met deze spanningsvelden om te gaan. Leget wil met dit model hulpverleners een praktische handreiking bieden om het gesprek aan te gaan over dilemma's en vragen die zich, soms met veel spanning en emotie omgeven, aandienen in de laatste levensfase.

Het hoofdstuk van Etje Verhagen-Krikke gaat dieper in op de rol van levensbeschouwing in de laatste levensfase. Zij laat zien hoe het geloof mensen kan helpen om het sterven te aanvaarden. Maar, waarschuwt zij, dat is niet altijd het geval. Het kan mensen ook angstig en wanhopig maken en hen laten worstelen met vragen waarop zij geen antwoord vinden. Juist op dit punt kan de samenwerking tussen de psycholoog en de geestelijk verzorger van belang zijn. Het is voor alle hulpverleners goed om te weten wat van de gelovigen binnen de verschillende geloofstradities verwacht wordt als voorbereiding op het sterven. Denkbeelden uit het geloof leven nog voort in de huidige tijd, ook bij mensen die zich niet meer gelovig noemen. Voor de huidige ouderen, die zijn opgegroeid in een tijd dat de kerk integraal

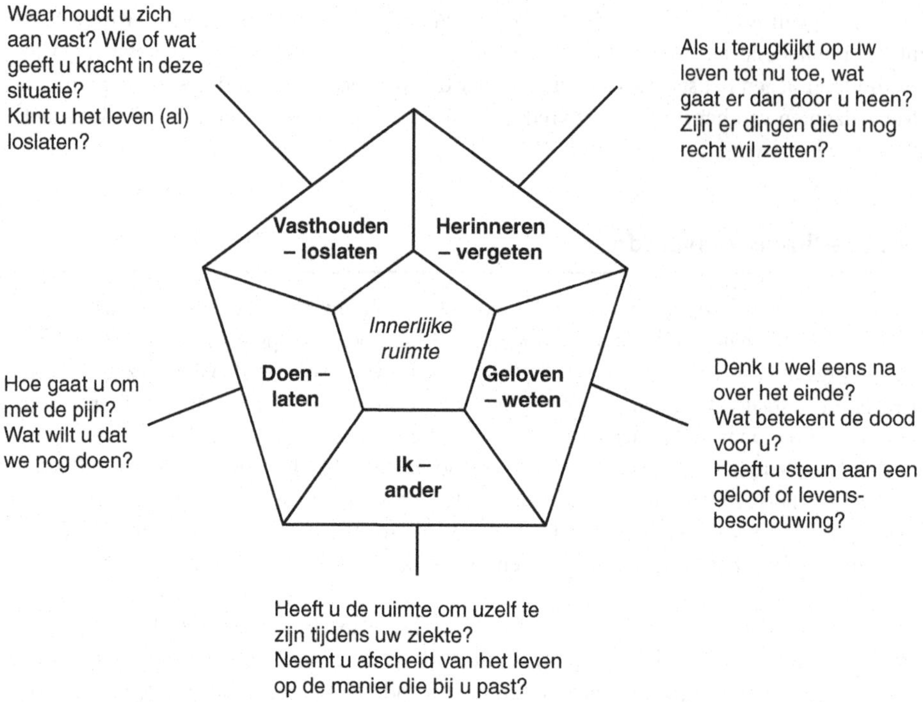
Waar houdt u zich aan vast? Wie of wat geeft u kracht in deze situatie?
Kunt u het leven (al) loslaten?
Als u terugkijkt op uw leven tot nu toe, wat gaat er dan door u heen? Zijn er dingen die u nog recht wil zetten?
Vasthouden – loslaten
Herinneren – vergeten
Innerlijke ruimte
Doen – laten
Geloven – weten
Ik – ander
Hoe gaat u om met de pijn? Wat wilt u dat we nog doen?
Denk u wel eens na over het einde?
Wat betekent de dood voor u?
Heeft u steun aan een geloof of levensbeschouwing?
Heeft u de ruimte om uzelf te zijn tijdens uw ziekte?
Neemt u afscheid van het leven op de manier die bij u past?

Figuur 1 Ars moriendi model van Leget. (Bron: Richtlijn spirituele zorg 2010)

onderdeel was van het dagelijks leven, spelen deze denkbeelden vaak mee in de wijze waarop zij toeleven naar het levenseinde.

Het zelfgekozen levenseinde

Voor een aantal mensen in onze samenleving wordt ook het sterven een zaak waarover zij graag zelf de regie houden. Als je in veel opzichten autonoom en onafhankelijk bent geweest gedurende je volwassen leven, waarom zou je dan onttakeling en afhankelijkheid moeten accepteren op hoge leeftijd, is de gedachte. Dit geldt helemaal als dit aspecten zijn van een onomkeerbaar proces. Voor anderen is niet zozeer verlies van zelfbepaling het belangrijkste. Hen gaat het om eenzaamheid, het verlies van zingeving of waardigheid, het gevoel anderen tot last te zijn of lichamelijke achteruitgang (waaronder pijn, zwakte of benauwdheid) dan wel om de angst voor dat alles. Dit schrikbeeld kan zo benauwend zijn dat mensen gaan denken aan bespoediging van het levenseinde.

Jos de Keijser signaleert in zijn hoofdstuk over het zelfgekozen levenseinde een toename van suïcides met het ouder worden en probeert de oorzaken daarvan te begrijpen. Daarnaast laat hij zien hoe professionals alert kunnen zijn op signalen van een dergelijke doodswens en hoe zij hierover het gesprek kunnen aangaan met de betreffende oudere. Het gesprek waarvan je hoopt dat een psycholoog of andere hulpverlener dat aangaat met Cora. Helder beschrijft hij dat het ontstaan van een doodsverlangen niet los gezien kan worden van de verbondenheid met belangrijke andere personen in iemands leven. Sociale verbondenheid blijkt het risico op suïcide te verlagen. Er is dus ook een sociale en maat-schappelijke kant aan een doodswens. Familie speelt hierbij een grote rol. Het is niet voor niets dat Cora, juist nu zij zelf kampt met grote gezondheidsproblemen, in gedachten veel bezig is met het verlies van haar man en dochter.

De Nederlandse wetgeving kent de mogelijkheid van uitsluiting van rechtsvervolging bij eu-thanasie. In de praktijk wordt dit door veel mensen inmiddels al ervaren als een recht op medische hulp bij levensbeëindiging. Ondertussen is er in ons land veel ervaring opgedaan met euthanasie. De discussie verplaatst zich de laatste jaren naar de mogelijkheid van eu-thanasie voor mensen met dementie. Maritza Allewijn en Saskia Teunisse benadrukken in hun hoofdstuk dat professionals geneigd zijn de euthanasievraag bij dementie vooral vanuit juridische optiek te benaderen. Vanuit een juridisch perspectief concentreert de aandacht van hulpverleners zich op de vraag of er sprake is van wilsbekwaamheid en op het toetsen van de criteria voor euthanasie – een benadering die ouderen ervaren als een 'euthanasie-examen'. Daarentegen is juist bij dementie aandacht voor het perspectief van de oudere ge-wenst, om de gedachten ten aanzien van de doodswens te verkennen en te ordenen en om zicht te krijgen op aangrijpingspunten om het lijden te verlichten. Als euthanasie geen optie is, terwijl mensen toch het gevoel hebben niet verder te kunnen met leven, kan stoppen met eten en drinken voor ouderen een bewuste keuze zijn om het overlijden te bespoedigen. In de bijdrage van Dick Elzinga wordt dit traject nader verkend. Het belang hierbij ook de fa-milie te ondersteunen wordt in dit hoofdstuk nog eens extra onderstreept.

In Nederland is sprake van een groeiende groep ouderen die het leven als 'voltooid' erva-ren. Zij wensen hun leven op een zelfgekozen moment te beëindigen, omdat in hun er-varing de kwaliteit van hun leven zodanig is achteruitgegaan of wordt bedreigd dat zij de dood verkiezen boven het leven. In de discussie rond dit onderwerp komt de vraag op of ouderen ook om niet-medische redenen in aanmerking moeten kunnen komen voor eu-thanasie. Van Wijngaarden et al. (2015) verrichtten als een van de eersten onderzoek naar de ervaringen van deze ouderen. Op basis van de diepte-interviews die zij voerden met 25 ouderen die een eind aan hun leven willen maken omdat ze het voltooid achten, stelt Van Wijngaarden zich kritisch op. Zij komt tot de conclusie dat de term 'voltooid leven' een te rationeel en te rooskleurig beeld schetst. 'Voltooid leven wordt gezien als een voldongen feit, waar we een regeling voor moeten treffen. Daarmee poetsen we belangrijke maatschappe-lijke problemen weg', aldus Van Wijngaarden in het dagblad Trouw (9 mei 2015). Zij wijst erop dat we bij ouderen die een eind aan hun leven willen maken omdat ze dat voltooid achten, denken aan een rationele, weloverwogen keuze, passend bij de levensvisie van deze persoon. De diepte-interviews laten zien dat dit enerzijds klopt, maar tonen tegelijkertijd een worsteling, ambivalentie tussen wel maar ook niet dood willen. Daarbij is sprake van een onvermogen en onwil om nog langer verbinding te maken met het leven. Dit proces van losraken en vervreemding komt naar voren uit een diep gevoel van eenzaamheid, het gevoel er niet meer toe te doen, niet langer in staat te zijn betekenisvolle activiteiten te ver-richten, geestelijke of lichamelijke vermoeidheid, en een aversie tegen afhankelijkheid. Ouderen die een eind willen maken aan hun leven omdat ze dat voltooid achten, voelen zich eigenlijk vooral eenzaam en overbodig, en zijn bang om afhankelijk te worden. De onderzoekers concluderen dat de discussie niet zozeer moet gaan over de vraag of eutha-nasie mogelijk moet zijn bij deze groep, maar veel meer over wat de maatschappij laat lig-gen dat deze gedachten bij ouderen ontstaan. Voor de meeste ouderen was deelname aan het onderzoek overigens een positieve ervaring, omdat het hen een gevoel van opluchting en herkenning gaf om over hun ervaringen te kunnen praten. In de literatuur wordt deze complexe thematiek uitgewerkt door Vonne van de Meer (2015) in haar roman *Winter in Gloster Huis.*

Welke weg een oudere ook kiest, belangrijk is dat professionals in het contact met ouderen met een doodswens zorgen voor een goede therapeutische relatie, en dat van daaruit diepgaande gesprekken plaatsvinden. Daarbij gaat het niet alleen om verkenning van de doodswens, maar ook om een exploratie van het leven. Wat heeft gemaakt dat deze oudere het sterven is gaan zien als een uitweg uit de huidige situatie? Wat is er gebeurd met de factoren die voorheen het leven de moeite waard maakten? Kennis over biologische, psychologische en sociale factoren die kunnen bijdragen aan een doodswens is vereist, niet alleen ten behoeve van de inventarisatie van de doodswens maar ook voor de exploratie van interventiemogelijkheden.

Het gevreesde levenseinde

Quin van Dam schrijft in zijn hoofdstuk over doodsangst, de vaak onderhuids maar alom aanwezige vrees van mensen voor de dood. Deze angst kan maken dat praten over de dood niet plaatsvindt, terwijl dat gesprek juist zo nodig is om goede zorg en kwaliteit van leven te bieden in de laatste levensfase. Van Dam pleit er daarom voor dat er in professionele opleidingen meer aandacht komt voor het ontwikkelen van een sensitiviteit voor de angst voor de dood. Hij spreekt over death education teneinde death competence te verwerven. Deze competentie bestaat niet alleen uit cognitieve kennis en vaardigheden, maar betreft ook het vermogen om de heftige gevoelens te verdragen die dit onderwerp met zich meebrengt. Het herkennen van sterke emotionele ontregeling en daar helpend op reageren is wat centraal staat in het hoofdstuk van Christien de Jong en Jolanthe de Tempe. Zij gaan in op de vaardigheden die de professional kan inzetten wanneer emoties over de naderende dood hoog oplopen. Zij spreken van 'schokbrekers' in de communicatie. In het laatste hoofdstuk gaat Piet van Leeuwen in op onverdraaglijk lijden in de palliatieve fase. Wetenschappelijk onderzoek toont aan dat voor patiënten in deze fase het lijden vaak niet primair bepaald wordt door hun lichamelijke klachten, maar veel meer door de gevolgen van de ziekte voor hun persoonlijk leven. Die kunnen resulteren in een ernstig verstoorde balans tussen draaglast en draagkracht met onverdraaglijk lijden en existentiële nood tot gevolg. Van Leeuwen besluit zijn hoofdstuk met een duidelijke boodschap: 'Wanneer iemand in existentiële nood verkeert en niet meer verder kan, zijn anderen hard nodig. Die hulpverlening vormt een cruciaal onderdeel van palliatieve zorg en van de zorg voor ouderen in hun laatste levensfase.'

Het psychologisch perspectief

Dat brengt ons bij het uitgangspunt van dit boek: wat heeft de psychologie en wat hebben ouderenpsychologen te bieden aan mensen die worstelen met het levenseinde? Uiteraard de rol die de psychologie heeft en die psychologen ook bij jongere leeftijdsgroepen hebben: diagnostiek, behandeling, advisering, coaching, scholing, preventie en wetenschappelijk onderzoek. Doodsverlangens, suïcidegedachten, angsten, psychotrauma, verlieservaringen en confrontatie met ongeneeslijke aandoeningen, het zijn alle onderwerpen op het terrein van de psychologie, evenals zingeving, hechting en verbondenheid. In de ouderenpsychologie, een zich snel ontwikkelend kennisdomein binnen de psychologie, zijn dit belangrijke thema's (Pot et al. 2007). Het is in deze vergrijzende samenleving van toenemend belang dat deze expertise optimaal wordt ingezet in de klinische praktijk. Het ontleden en waar mogelijk behandelen van angst, depressie, relationele problematiek, het hanteren van pijn of chronische ziekten, en het omgaan met ingrijpende veranderingen, het zijn de taken waar ouderenpsychologen voor zijn toegerust. Bij mensen op hoge leeftijd, zeker als ze het nodige mankeren, is de inzet van psychologische hulp bij deze vraagstukken geïndiceerd. Niet alleen als er sprake is van psychopathologie, maar ook bijvoorbeeld bij existentiële problematiek, schrijnend gemis, schuldgevoelens, angst voor toekomstig lijden en doodsverlangens. Voor de kwetsbare ouderen die tijdelijk of duurzaam in zorginstellingen verblijven, is gespecialiseerde psychologische hulp over het algemeen goed bereikbaar als integraal onderdeel van de multidisciplinaire zorg. Voor thuiswonende ouderen is dat nog onvoldoende het geval. Zeker nu ouderen geen andere keuze meer hebben dan thuis blijven wonen tot het echt niet meer gaat, is het extra van belang dat ouderenpsychologen waar nodig ingezet kunnen worden, zoals dat al mogelijk is voor de inzet van artsen die in ouderen gespecialiseerd zijn en paramedici. Met het opheffen van procedurele en financiële barrières voor laagdrempelige inzet van ouderenpsychologen bij thuiswonende ouderen, zorgen we dat (huis)artsen er bij deze indringende problematiek niet meer alleen voor hoeven te staan en dat ook thuiswonende hoogbejaarde ouderen en hun mantelzorgers psychologische en multidisciplinaire ondersteuning krijgen als daar behoefte aan is.

Tot besluit

De verschillende bijdragen van dit boek gaan in op de vraag wat hulpverleners ouderen te bieden hebben die worstelen met het levenseinde. Een gemeenschappelijk antwoord van de diverse schrijvers is het voeren van het gesprek met de oudere. Een gesprek waarin de oudere op een empathische, niet-beoordelende en open wijze wordt tegemoet getreden. Een basishouding die we kennen uit de wereld van de psychotherapie. Een houding die uitdrukt: ik respecteer je zoals je nu bent met al je zorgen en vragen; ik accepteer je eigen oordelen en probeer ze zo goed mogelijk te begrijpen. Een houding die laat zien: hoezo oud en afhankelijk, ik vind jou de moeite waard. Dat is een houding die niet vooruitloopt op de conclusies van zo'n gesprek. Een gesprek zoals je iemand als Cora van harte gunt.

Literatuur

Erikson, E. H. (1994). *Identity and the life cycle*. New York: W.W. Norton & company.
Leget, C. (2008). *Van levenskunst tot stervenskunst. Over spiritualiteit in de palliatieve zorg*. Tielt: Lannoo.
Pot, A., Kuin, Y., & Vink, M. (2007). *Handboek ouderenpsychologie*. Utrecht: De Tijdstroom.
Richtlijn Spirituele zorg. (2010). In A. Graeff, J. M. P. van Bommel, et al. (2010). *Palliatieve zorg. Richtlijnen voor de praktijk*. Utrecht: Vereniging van Integrale Kankercentra (VIKC).
Trouw. (2015). *Naar verpleeghuis? Dan liever sterven. Onderzoek: ouderen die zeggen dood te willen zijn vaak bang om afhankelijk te worden*. Door: Alwin Kuiken (9 mei 2015).
Wijngaarden, E. van, Leget, C., & Goossensen, A. (2015). Ready to give up on life: the lived experince of elderly people who feel life is completed and no longer worth living. *Social Science and Medicine, 138*, 257–264.
ZonMw. (2014). *Ouderen en het zelfgekozen levenseinde. Kennissynthese*. Den Haag: ZonMw.

Aanbevolen

Vonne van der Meer. (2015). *Winter in Gloster Huis*. Amsterdam: Atlas Contact.

Het vredige levenseinde

Ouderdom en stervenskunst

Luc van de Ven

M. Vink et al. (Red.), *Klaar met leven?*, DOI 10.1007/978-90-368-1094-4_1,
© 2016 Bohn Stafleu van Loghum, onderdeel van Springer Media BV

1

Kernboodschappen

- Om bevredigend oud te worden dient men 'de kunst van het verliezen' te verstaan.
- Aanvaarding van de dood hangt samen met acceptatie van onbeheersbaarheid, reacties op eerdere verlieservaringen en met veerkracht.
- Voor 'finishing well' is enige mildheid vereist om tot verzoening te komen met belangrijke naasten en eigen keuzes in het verleden.
- De aangewezen attitude van hulpverleners in de zorg voor ouderen in hun laatste levensfase is 'maximale benadering met behoud van afstand'.

» Fabrizietto en Tancredi kwamen bij hem zitten en hielden ieder een hand van hem vast. De jongen staarde hem aan met de natuurlijke nieuwsgierigheid van wie voor het eerst iemand ziet sterven, meer niet. Deze stervende was geen mens, het was een grootvader, dat is iets heel anders.

...

De prins was blij met al die verhalen en drukte zijn hand, een zware inspanning die nauwelijks resultaat had. Hij was dankbaar, maar luisterde niet. Hij maakte de balans van zijn leven op, wilde in de enorme hoop as van de passiva de goudklompjes van gelukkige momenten bijeenzoeken. (Tomasi di Lampedusa 2000) «

Professionele hulpverleners die met ouderen werken, hebben regelmatig te maken met mensen die sterven. Daarnaast zal, ook in de begeleiding van niet-terminale ouderen, het thema 'eindigheid' meer dan eens aan bod komen. Ook de ervaren hulpverlener wordt dan geconfronteerd met de eigen vragen en twijfels, niet in het minst omtrent de zin van het lijden en de zin van het leven. In de begeleiding van ouderen staan we dan ook vaak 'met de mond vol tanden'.

Sterven en eindigheid in de ouderenpsychologie

Over senioren horen we tegenwoordig tal van optimistische, zelfs vrolijke berichten. En inderdaad, vandaag de dag genieten vele ouderen van een gelukkige en wijze tweede levenshelft; de ouderdom biedt kansen, mogelijkheden tot ontwikkeling. Maar er is ook een keerzijde aan de medaille. In de tweede levenshelft wordt elke mens, vroeg of laat, geconfronteerd met verlieservaringen, zoals lichamelijke veranderingen en verstoringen, een minder goed functionerend geheugen, veranderingen in de familie, de partnerrelatie en de seksualiteit, en het overlijden van een geliefde. Men kan dan ook slechts bevredigend oud worden als men de 'kunst van het verliezen' verstaat (Ven 2014; Assche 2015). Maar deze verlieservaringen zijn tevens de vooraankondiging van het einde, van de dood als ultieme narcistische krenking. De thema's 'sterven' en 'eindigheid' zijn dan ook bij elk vraagstuk in de ouderenpsychologie aanwezig, zij het op de achtergrond.

Een mogelijkheid om de ouderdom te definiëren of af te grenzen, heeft overigens juist te maken met de thematiek van eindigheid en sterfelijkheid. Je bent oud als deze thematiek in het bewustzijn prominent op de voorgrond komt te staan. Je weet natuurlijk als kind al dat iedereen moet sterven, maar deze gedachte kan door de meeste mensen lange tijd worden verdrongen, uit het bewustzijn geweerd. Maar in een bepaalde periode, ergens in de tweede levenshelft, brokkelt de illusie van onsterfelijkheid af. Uitgelokt door een betekenisvol verlies voelt men zich, vaak plots en onverwacht, oud. Sigmund Freud, de grondlegger van de psychoanalyse, schreef aan zijn vriend en collega Sandor Ferenczi (vrij vertaald, Messy 1994): '*De 13de maart van dit jaar ben ik plots oud geworden. De gedachte aan de dood heeft me niet meer losgelaten en soms heb ik het gevoel dat mijn interne organen onder mekaar twisten wie er een eind aan mijn leven zal maken'.* Er was eigenlijk geen speciale aanleiding tot dit gevoel, behalve dat Olivier op die dag afscheid nam om naar Roemenië te vertrekken. Olivier was de zoon van de toen vijfenzestigjarige Freud.

Aanvaarding, afweer en verlangen

Er kan bij ouderen een reeks uiteenlopende houdingen tegenover de dood worden vastgesteld. Een grote groep gaat met aanvaarding of berusting om met deze realiteit, ook al wordt men regelmatig met het sterven geconfronteerd, bijvoorbeeld als men in een woonzorgcentrum verblijft. Deze acceptatie lijkt het grootst bij hoogbejaarden (85-plus), terwijl bij de iets jongere ouderen de angst voor de dood eerder toeneemt (Cicirelli 2003). Bij sommigen merkt men een rustige bereidheid om te sterven in combinatie met het graag blijven leven en het kunnen genieten. Bij velen blijft de belangrijkste bezorgdheid evenwel de manier waarop men zal sterven ('Hoe geraak ik van dit lijf af?'). Het is een van de elementen van de 'tragische triade': schuld, pijn, dood (Marcoen 2006).

> **De 'tragische triade': schuld, pijn, dood**
> Volgens psychiater Victor Frankl (1971) zijn pijn en lijden, schuldgevoelens en het uitzicht op de dood, existentiële ervaringen die de mens bewustmaken van zijn behoefte aan zingeving. Door het ouder worden verhoogt de kans dat we met deze triade worden geconfronteerd. Eindigheidservaringen, pijnlijke herinneringen en een inkrimpend tijdsperspectief dagen ons in de ouderdom uit om blijvend zin te zien in verleden, heden en toekomst.

Bij de meeste mensen wordt het bereiken van een zekere acceptatie in de loop van het ziekteproces voorafgegaan door een rouwproces, met als belangrijkste componenten – na een periode van onwetendheid en onzekerheid – de ontkenning van de realiteit en als die niet langer standhoudt, woede en opstandigheid, het marchanderen en de somberheid. Bij een minderheid van de ouderen is er een duidelijk afweer. Het kan daarbij gaan om een openlijke afweer: 'Ik wil daar niet over denken en zeker niet over praten!' Sommigen gaan elke begrafenisplechtigheid mijden. Bij anderen verschijnt deze afweer in een meer bedekte vorm, bijvoorbeeld door het maken van onrealistische toekomstplannen. Bij sommige ouderen merkt men een actief verlangen naar de dood. Deze houding ziet men bij mensen terug voor wie het leven zo zwaar is geworden dat de dood een verlossing uit het geestelijke of lichamelijke lijden betekent. Dit actief verlangen naar de dood ziet men overigens ook bij ouderen die zich niet in een toestand van chronische ziekte of aftakeling bevinden, maar die zich anticiperend zorgen maken over de directe toekomst. Ze willen als het ware gezond sterven: ze vinden het niet erg om 'weggenomen te worden', wel om lang ernstig ziek te zijn.

Psychologische kenmerken bij aanvaarding van de dood

Een eerste psychologisch kenmerk van individuen die de dood en de eindigheid accepteren, is de manier waarop men omgaat met onbeheersbaarheid. Mensen met een externe 'locus of control' kijken heel het leven lang op naar machtige anderen die ze verantwoordelijk achten voor hun lot: de vrouw die alle beslissingen aan haar man overlaat, het woord van de huisarts is boven elke twijfel verheven, de mening van de burgemeester allesbepalend. Deze mensen kunnen doorgaans gemakkelijker accepteren dat ze door anderen (vreemde hulpverleners) moeten worden geholpen; de afhankelijkheid weegt hen minder zwaar. Meestal hebben ze ook een meer berustende attitude tegenover onbeheersbare fenomenen. Aan de andere kant van het continuüm staan de mensen die steeds hun lot in eigen handen hebben genomen, zich van niemand afhankelijk een weg door het leven hebben gebaand, vanuit het motto 'waar een wil is, is een weg'. Zij hebben meestal de controle behouden, wat velen ook flink geholpen heeft bij het uitbouwen van een loopbaan, het opzetten van een zaak of het bestieren van een gezin. Voor deze ouderen is de afhankelijkheid van 'goedbedoelende hulpverleners' een ware belediging en onbeheersbaarheid een echte kwelling. Hoe sterk hun karakter ook mag zijn, in de laatste levensperiode gebeuren er nu eenmaal voor de meeste individuen allerlei zaken die men – ook met de sterkste wilskracht – niet kan beheersen. Wellicht bestaat de gezonde attitude tegenover de dood uit het accepteren van onbeheersbaarheid, gecombineerd met een alertheid voor gezondheidsaangelegenheden die men wel controleren kan (zoals het geven van voldoende aandacht aan symptomen, het tijdig bespreken hiervan met een arts).

De wijze waarop ouderen omgaan met het idee van dood en eindigheid kan vaak ook worden 'voorspeld' als men kijkt naar de manier waarop iemand vroeger in het leven is omgegaan met ernstige verlieservaringen, bijvoorbeeld met het overlijden van een geliefd persoon. Bij sommigen is er dan sprake geweest van een gecompliceerde rouw, bijvoorbeeld in de vorm van een depressie, van extreme ontkenning van de realiteit, het aannemen van een regressief gedragspatroon waarbij men zich nestelde in de positie van zorgbehoevende, of van een paranoïde reactie waarbij de omgeving werd beschuldigd en verantwoordelijk werd geacht voor het geleden onheil. Mensen die in het verleden op deze manier op verlies hebben gereageerd, zullen doorgaans de idee van dood en eindigheid moeizaam tot niet kunnen accepteren.

Een laatste psychologisch kenmerk is de veerkracht, een cognitief emotionele vaardigheid om op een constructieve manier met tegenslagen om te gaan, zodat men een positief beeld van zichzelf kan behouden. Een belangrijke vraag is of de mate van veerkracht vastligt of dat men deze vaardigheid – al dan niet met de hulp van anderen – ook kan verwerven. Er zijn natuurlijk de uitersten. Aan de ene kant degenen die geheel geen hulp nodig hebben, aan de andere kant degenen voor wie elke hulp tekort zal schieten. In de eerste groep heb je de mensen die, wat er ook gebeurt, blijk geven van een sterk adaptief vermogen, die een intieme verbondenheid met anderen kunnen aangaan en onderhouden, en doorgaans zelfvertrouwen uitstralen. Aan de andere kant van het continuüm heb je mensen die zich gedurende de hele levensloop bij het minste verloren voelen en regressief of depressief reageren ('Ik heb een héél zwaar leven, … moeilijk, moeilijk, moeilijk!'). Maar de meeste mensen bevinden zich tussen die twee uitersten. De vraag is hier wat men kan doen om hun veerkracht te versterken, ook op oudere leeftijd.

Bronnen ter ondersteuning

Het versterken van de veerkracht bij mensen in hun allerlaatste levensfase is geen vanzelfsprekende opdracht. Toch kan er een aantal bronnen ter ondersteuning worden aangehaald. Deze aandachtspunten hangen met elkaar samen en hebben enige overlap (onder andere geïnspireerd op Nakashima en Canda 2004).

Ondersteunende zorgrelaties

Een belangrijke factor is de aard van de relatie met de centrale zorgdrager of mantelzorger. Essentieel hierbij is de aandacht die deze zorgdrager heeft voor het comfort, met onder andere pijnbestrijding en een positieve attitude naar wensen en verlangens van de oudere die het levenseinde in zicht ziet komen. De geschiedenis van de relatie speelt hierbij uiteraard een belangrijke rol. Een conflictueuze relatie kan een vredig levenseinde in de weg staan. Vooral wanneer de periode van zorg erg lang duurt, ziet men nogal eens een zekere uitputting bij de centrale zorgdrager, een burn-out, soms met bitterheid en een onvermogen om aandacht te hebben voor de wensen van de oudere die sterven gaat.

De vertrouwenspersoon

Voor het welbevinden van ouderen speelt het beschikbaar zijn van een vertrouwenspersoon een belangrijke rol. Met een echte vertrouwenspersoon kan je spreken over alle belangrijke aangelegenheden, vooral ook over zaken die je niet aan (oppervlakkige) kennissen kwijt kan. Het gaat daarbij over de meest intieme belevingen, ook de dingen die 'niet horen', zoals 'Mijn tweede zoon heeft me altijd erg teleurgesteld. Ik vind hem een mislukkeling' of 'Eigenlijk heb ik nooit echt van mijn man gehouden'. Voor sommigen is zo'n intimus de partner of een van de kinderen, maar even vaak gaat het om een broer of zus, of om een vriend die niet de centrale zorgdrager is. In sommige gevallen zal een professionele hulpverlener de vertrouwenspersoon worden. Een vertrouwenspersoon kan onbevooroordeeld luisteren, zonder te veroordelen. Maar evengoed kan hij de oudere tegenspreken, corrigeren of diens verhaal nuanceren.

'Finishing well'

Een belangrijke ontwikkelingstaak of levensopdracht op hoge leeftijd is het 'Finishing well'. Dit concept dat oorspronkelijk door de Amerikaanse psychotherapeut Terry Hargrave is ontwikkeld, betekent dat men het leven goed afrondt, dat men fatsoenlijk van het podium verdwijnt (Hargrave en Anderson 1997). Hierin kan je enkel slagen als de relaties met de meest nabije naasten in evenwicht zijn. Het gaat dan vooral om de relaties met partner en kinderen.

>> Er is één ding dat ik weet over de dood. Hoe 'beter' een mens is, hoe liefhebbender en gelukkiger en zorgzamer, hoe kleiner de kloof die de dood van zo iemand slaat. Toen meneer Gionotti doodging, nou ja, toen was hij dan wel dood en moest mevrouw Gionotti huilen, moest iedereen huilen, maar ze vertrokken snikkend allen, en eigenlijk ook met hem. (Berlin 2015) <<

Tal van ouderen hebben – zoals dit citaat insinueert – deze taak lang voor de laatste levensfase naar behoren afgerond. Vaak ziet men evenwel families waar op de valreep werk moet worden gemaakt van het heropbouwen van relaties, nadat er in de loop van het leven ernstige schendingen in het vertrouwen zijn geweest. Centraal hierbij staan verzoening en vergiffenis. Dit is echter lang geen vanzelfsprekende opdracht. Er kan slechts sprake zijn van verzoening als de kwetsuur wordt benoemd en tezelfdertijd het 'grote gelijk' achterwege blijft. Dit alles veronderstelt bij alle betrokkenen – en dus ook bij de oudere zelf – een zekere mildheid. Deze mildheid is wellicht de hoogste vorm van wijsheid en dus ook van intelligentie, waarbij men intelligentie kan definiëren als het geheel van competenties die men nodig heeft om de belangrijkste ontwikkelingstaken, die men op een welbepaald moment in het leven moet volbrengen, tot een goed einde te brengen. Ook hier speelt de 'tragische triade': schuld, pijn, dood. Terugkijken op je leven betekent voor menigeen hoe dan ook de confrontatie met de eigen verantwoordelijkheid én met schuldgevoelens. Naast het vergeven van anderen, is het vergeven van zichzelf dan ook voor velen een opdracht. Bij dit verzoenen met je eigen keuzes, je eigen gedrag, je eigen levensloop, is mildheid van het grootste belang.

Spiritualiteit

Voor vele ouderen is spiritualiteit een ondersteunende factor voor de acceptatie van dood en eindigheid. Het leven (en het sterven) wordt hierbij geplaatst in een ruimere context, een breder geheel dat het individueel bestaan overstijgt. Men komt los van een egocentrisch perspectief en sluit zich aan bij een overkoepelend concept. Voor de ene is dit God, voor de andere de kosmos, de natuur, de keten der generaties. Uiteraard zal de overtuiging dat er leven is na de dood, voor sommigen rust kunnen brengen, zoals ook rituelen dit kunnen bewerkstelligen. ▶ Hoofdstuk 7 gaat nader in op levensbeschouwing en de beleving van het naderende levenseinde.

Bij spiritualiteit en religie gaat het uiteindelijk om de zingeving. Op jongere leeftijd verlenen de vele ontwikkelingstaken zin aan het leven: uitdagingen op relationeel, familiaal, professioneel en sociaal vlak. Op oudere leeftijd gaan dit soort taken aan belang afnemen en zo wordt het zin geven zélf een ontwikkelingstaak.

Het creëren van het levensverhaal

Een laatste bron van ondersteuning voor de veerkracht is het creëren van het levensverhaal. Met het reminisceren, het ophalen van herinneringen uit het verleden, wordt dit verleden met het heden geïntegreerd. Het is bekend dat herinneringen zich bij hoogbejaarden veel prominenter in het bewustzijn opdringen dan op jongere leeftijd en dat in het reine komen met dit verleden meespeelt in het accepteren van de dood. De tragische triade wordt draaglijker als de balans in de schuldhuishouding in evenwicht is. Deze reminiscenties hebben overigens nogal eens te maken met de vorige generaties, waarbij de betrokkene bijvoorbeeld beslissingen, standpunten en attitudes van de ouders tracht te begrijpen. Dit plaatst de oudere in de keten der generaties. Voor sommigen gebeurt dit werk op de valreep, te elfder ure.

Aandachtspunten voor de professionele hulpverlener

Maximale benadering met behoud van afstand

Zoals gezegd wordt de professionele hulpverlener voor sommige ouderen in de laatste levensfase een of dé vertrouwenspersoon. De aangewezen attitude kan worden omschreven als 'maximale benadering met behoud van afstand'. 'Benadering' en 'afstand' hebben hier zowel te maken met het verhaal van de oudere als met het lichamelijk contact. Maximale benadering betekent dan dat de hulpverlener stilstaat bij en ingaat op de beleving van de oudere. Het onbevooroordeeld en inlevend luisteren naar het verhaal staat hierbij centraal; deze attitude wordt over het algemeen 'empathie' genoemd. Hierbij speelt ook de non-verbale communicatie (mimiek, lichaamshouding) een prominente rol. Heel algemeen gesteld streeft de hulpverlener tijdens de stervensbegeleiding naar voldoende beschikbaarheid: de oudere moet weten dat hij bij de hulpverlener terecht kan op de momenten dat hij dit wenst. Daarbij kunnen er tijdens het gesprek thema's aan bod komen die voor de hulpverlener op het eerste gezicht niet erg relevant lijken, maar die desalniettemin de nodige aandacht verdienen. Patiënten die lange tijd bedlegerig zijn, zitten als het ware bekneld tussen de enge grenzen van de ziekenkamer. De voorwerpen in die ruimte kunnen daardoor een grote betekenis krijgen, bijvoorbeeld de wens om de foto van de kleinkinderen steeds in het gezichtsveld te hebben, of de ergernis wanneer het tafellaken niet perfect wordt neergelegd. De patiënt heeft doorgaans veel tijd om te piekeren over deze zaken die door de hulpverlener al te vaak als 'pietluttigheden' van de hand worden gedaan. Onbevooroordeeld en inlevend luisteren is evenwel minder vanzelfsprekend dan het lijkt: tal van stoorzenders kunnen interfereren. Vooral de eigen opvattingen van de professionele hulpverlener kunnen empathie in de weg staan. Bijvoorbeeld: Wat is moreel acceptabel? Hoe moeten ouderen met kinderen omgaan en omgekeerd? Wat is een goede relatie? Daarnaast bestaat het gevaar dat men vanuit de eigen angsten en twijfels de neiging heeft om al te snel bemoedigende woorden te spreken, raad te geven, schuldgevoelens te ontkrachten of agressieve gevoelens te corrigeren. Dat men zonder te veroordelen kan stilstaan bij het verhaal van de ander, veronderstelt een zekere maturiteit.

Maximale benadering betreft ook het lichamelijk contact. In het aanschijn van de dood staat het troosten immers centraal. Dit doe je meestal niet met woorden alleen, maar ook met lijfelijk dichterbij komen, een hand vastnemen, een arm om de schouder slaan. Bij mensen met dementie of met ernstige taalstoornissen kan men soms enkel door lichaamscontact troost bieden. Dit lichaamscontact is uiteraard geen vanzelfsprekend gegeven. We hebben dit niet op school geleerd en erover lezen zal je niet veel verder brengen. De ene hulpverlener gaat hier vanzelfsprekender mee om dan de andere. Daarnaast zal het lichaamscontact met de ene oudere vlotter verlopen dan met de andere. De eigen levensgeschiedenis, met de mogelijkheid tot persoonlijke ontwikkeling, speelt hier een belangrijke rol. Hoe dan ook, een 'deskundig' lichaamscontact neemt in de begeleiding van ouderen in hun laatste levensfase vaak een cruciale plaats in. Naast de aanbeveling tot maximale benadering is er de richtlijn om afstand te bewaren. Verhalen van mensen die gaan sterven kunnen de hulpverlener erg aangrijpen en juist dit kan het luisteren in de weg staan. Het risico bestaat immers dat hij dan niet meer bezig is met het verhaal van de stervende, maar met de verwarrende emoties die hierdoor bij hemzelf worden opgeroepen. Het is duidelijk dat de persoonlijke ontwikkeling van de professionele hulpverlener, zijn persoonlijkheid, levenservaring en zelfkennis, een belangrijke invloed hebben. Daarnaast speelt ook de actualiteit een rol: als men privé in het recente verleden een ernstig verlies heeft meegemaakt, dan kan dit een overdreven identificatie met de problematiek van de stervende tot gevolg hebben. Dit bewaren van de afstand heeft uiteraard ook betrekking op het lichamelijke. Té snel té dicht bij de oudere komen, kan vreemd overkomen en soms zelfs bedreigend zijn. Daarnaast kan nauw lichamelijk contact bij een vereenzaamde en naar begrip hunkerende oudere ook een verlangen naar tederheid, erotiek en seksualiteit opwekken, met alle mogelijke misverstanden van dien. Deze algemene attitude 'maximale benadering met behoud van afstand' is uiteraard niet uitsluitend de richtlijn voor het begeleiden van stervende ouderen alleen. Deze manier van begeleiden is idealiter al gestart bij de aanvang van de professionele hulpverlening; stervensbegeleiding ligt dan ook in het verlengde van de begeleiding in de periode voordien.

Helpen bij 'finishing well'

Een belangrijk aspect van de stervensbegeleiding is het faciliteren van de contacten met belangrijke derden. Meestal gaat het hierbij om de verbondenheid in de familie. Het is uiteraard niet de taak van de hulpverlener om aan te dringen op vergeving en verzoening, maar wel om de omstandigheden te creëren waarbinnen zo'n gesprek kan plaats vinden. Dit proces neemt soms wel wat tijd in beslag. Als er bijvoorbeeld een jarenlange breuk is tussen de oudere en één van de kinderen, zal men zeker niet in een eerste gesprek hierover aandringen op het organiseren van een contact. Het is meestal aangewezen om dit thema over verschillende gesprekken aan bod te laten komen, de pro's en contra's af te wegen, en zo lang mogelijk de deur open te houden. En soms zal men, voorzichtig en goed gedoseerd, ook de attitude van de stervende kritisch benaderen. Dit is uiteraard pas mogelijk wanneer er een goede werkrelatie is opgebouwd. In deze complexe situaties is een psycholoog met systeemtherapeutische ervaring vaak de aangewezen persoon om de familiegesprekken, de pogingen tot 'finishing well', in goede banen te leiden.

Stilstaan bij het levensverhaal

Zoals gezegd brengen ouderen tijdens de laatste levensfase vaak feiten en gebeurtenissen ter sprake die stammen van een (ver) verleden. Het – bij herhaling – beluisteren van deze verhalen, neemt in het takenpakket van de professionele hulpverlener een centrale plaats in, ook al kan dit tijdrovend zijn. Het ophalen van herinneringen heeft voor de stervende meestal een grote betekenis: hij zoekt gehoor, begrip en soms ook bevestiging bij de hulpverlener. Deze laatste is zich evenwel lang niet altijd bewust van de belangrijkheid van het verhaal. Een enkele keer raakt hij zelfs geïrriteerd door het feit dat de patiënt steeds weer dezelfde gebeurtenissen aanhaalt.

Mevrouw Peters

Mevrouw Peters, een tweeëntachtig jarige dame, verblijft in een woonzorgcentrum. Ze lijdt aan darmkanker en er werden uitzaaiingen vastgesteld. Het stelt de verpleegkundigen voor zware problemen om haar te verzorgen. Daarbij komt nog dat zij bij zowat elke gelegenheid begint te vertellen over haar kleinzoon op wie ze erg trots is: hij is een succesvol notaris. Daarnaast is de dame ook nogal veeleisend. De verzorging moet stipt op tijd gebeuren en nu en dan hoort men kritische geluiden over de houding van collega's. De hulpverleners raken echter vooral geërgerd door de ophemeling van de kleinzoon. Men heeft het gevoel dat zij de verpleegkundigen en verzorgenden als minderwaardig beschouwt, in niets te vergelijken met haar succesvolle kleinzoon. Sommigen zijn niet langer bereid te luisteren naar de verhalen en beperken zich tot het 'technisch' afwerken van de verzorging. Voor mevrouw Peters is het beeld van de kleinzoon echter van 'levensbelang'. Zijn succes is ook haar succes. Dit is des te meer van belang nu zij, met de dood in het vooruitzicht de balans opmakend, tot het besef komt dat andere familieleden, zoals haar kleindochter, door een opeenstapeling van conflicten afstand van haar hebben genomen.

In de begeleiding van ouderen verdient dit stilstaan bij het levensverhaal soms extra aandacht om tot een bevredigende afronding van het leven te kunnen komen. In het kader van een psychotherapeutische interventie begeleidt de ouderenpsycholoog niet enkel het reminisceren, maar poogt deze ook te komen tot een 'life-review', een herdefiniëring en herwaardering van gebeurtenissen, beslissingen en keuzes.

Tot besluit

Begeleiding bij het naderende levenseinde is voor de professionele hulpverlener om tal van redenen geen vanzelfsprekende opdracht. Een goede samenwerking en een wederzijdse ondersteuning van de teamleden zijn essentiële voorwaarden om dit werk te kunnen doen. Deze samenwerking dient niet beperkt te blijven tot het verlenen van onderlinge emotionele ondersteuning: een kritische bevraging en tegen het licht houden van de eigen attitude is evenzeer obligaat. Het kan hierbij gaan om intervisie met collega's of supervisie door een deskundige die zich buiten of op de rand van het team bevindt. Voor de ouderenpsycholoog ligt hier een belangrijke taak. Supervisie zal pas effect hebben als het gebeurt vanuit echtheid en eerlijkheid, zonder daarbij nadrukkelijk de rol van 'expert' aan te nemen. Het gaat hier veeleer om een gezamenlijke zoektocht, waarbij ook de supervisor kan aangeven dat hij het bij wijlen niet weet, dat ook hij het geregeld emotioneel moeilijk heeft en 'met de mond vol tanden staat'.

Literatuur

Assche, L. van (2015). *Partnerrelatie, intimiteit en seksualiteit in de tweede levenshelft. Reeks: Senioren in de maatschappij* (nr. 2). Antwerpen: Garant.

Berlin, L. (2015). *Handleiding voor poetsvrouwen.* Amsterdam: Lebowski Publishers.

Cicirelli, G. (2003). Older adults' fear and acceptance of death: A transsition model. *Ageing International, 28,* 66–81.

Frankl, V. E. (1971). Existential escapism. *Omega, 2,* 307–311.

Hargrave, T. D., & Anderson, W. T. (1997). Finishing well: A contextual family therapy approach to the aging family. In T. D. Hargrave & S. Hanna (Eds.), *The aging family: New visions of theory, practice and reality.* New York: Brunner/Mazel.

Marcoen, A. (2006). Zingeving en levensvervulling. In A. Marcoen, R. Grommen, & N. van Ranst (red.), *Als schaduwen langer worden. Psychologische perspectieven op ouder worden en oud zijn.* Leuven: Lannoocampus

Messy, J. (1994). La personne âgée n'existe pàs. Bibliothèque Payot, Editions Rivages.

Nakashima, M., & Canda, E. (2004). Positive dying and resiliency in later life: A qualitative study. *Journal of Aging Studies, 19,* 109–125.

Tomasi di Lampedusa, G. (2000). *De tijgerkat.* Amsterdam: De Bezige Bij.

Ven, L. van de (2014). *Troost. Over ouderdom, zorg en psychologie. Reeks: Senioren in de maatschappij* (nr. 1). Antwerpen: Garant.

Aanbevolen

Coninck, C. de, & Brusseel, A. (2015). *Wat de levenden kunnen leren van de stervenden. Verhalen van wijsheid, geluk, verdriet en spijt.* Gent: Borgerhoff & Lamberigts.

Ven, L. van de (2014). *Troost. Over ouderdom, zorg en psychologie. Reeks: Senioren in de maatschappij* (nr. 1). Antwerpen: Garant.

Het zelfgekozen levenseinde

Levensbeëindiging als oplossing?

Jos de Keijser

M. Vink et al. (Red.), *Klaar met leven?*, DOI 10.1007/978-90-368-1094-4_2,
© 2016 Bohn Stafleu van Loghum, onderdeel van Springer Media BV

Kernboodschappen

- Naar schatting hebben bijna 100.000 65-plussers in Nederland een actuele doodswens.
- Het gevoel 'tot last te zijn' en gebrek aan verbondenheid zijn cruciale factoren bij het ontwikkelen van een doodswens.
- Bij ouderen met doodsverlangens is zorgvuldige exploratie geïndiceerd, ook als er geen sprake is van suïcidegevaar.
- Ouderen doen minder vaak suïcidepogingen dan jongere mensen, maar hun pogingen leiden aanzienlijk frequenter tot de dood.
- Het CASE-interview en de structuurdiagnose dragen bij aan systematisch onderzoek van suïcidaal gedrag.

Ouderen ontwikkelen om verschillende redenen doodsverlangens en doodswensen. Doodswensen kunnen tot uiting komen in uitspraken als 'het niet erg te vinden om niet meer wakker te worden', in afzien van levensreddend medisch handelen, in een verzoek om euthanasie of hulp bij zelfdoding, of in suïcidaal gedrag. In al die gevallen is een nadere verkenning van die doodswens geïndiceerd en systematisch onderzoek naar factoren die daarbij een rol spelen. Dit hoofdstuk gaat vooral in op suïcidaal gedrag: gedachten, voorbereidingshandelingen en pogingen die een zekere intentie uitdrukken om zichzelf te doden (Hemert et al. 2012). Aan de hand van een geïntegreerd model van stress-kwetsbaarheid en *entrapment*, wordt het psychologisch proces beschreven waarlangs kwetsbare individuen onder invloed van stressoren suïcidaal gedrag kunnen ontwikkelen. Daarnaast wordt de 'interpersonal theory of suicide' van Thomas Joiner geïntroduceerd, die cruciale psychologische factoren identificeert voor een verhoogd suïciderisico. Volgens deze theorie is de wijze waarop iemand zich verhoudt tot zijn omgeving bepalend bij suïcidaal gedrag. Dit zien we zeker bij suïcidale ouderen; zij voelen zich vaak een last voor hun omgeving en missen de verbondenheid met anderen. De theorie van Joiner is niet alleen van belang bij het identificeren van ouderen die 'at risk' zijn voor suïcide, maar geeft ook aanknopingspunten voor preventie en behandeling. Vervolgens wordt het CASE-interview toegelicht, een systematische onderzoeksmethode naar suïcidaal gedrag, en komt de structuurdiagnose aan de orde. Deze aanpak wordt geïllustreerd aan de hand van een casus.

Zelfdoding en suïcidaal gedrag

Het aantal suïcides in Nederland neemt de laatste jaren toe. Bij vrouwen blijft het aantal suïcides redelijk stabiel, maar bij mannen stijgt dit aantal, vooral in de leeftijd tussen 45 en 65 jaar. Dit zien we niet alleen in Nederland, maar ook bijvoorbeeld in België, Italië, Griekenland en Spanje. Die groei is toe te schrijven aan de economische crisis. Mannen kunnen waarschijnlijk minder goed omgaan met werkeloosheid dan vrouwen. Bij de ouderen zijn het vooral de oudere, alleenstaande mannen die een einde aan hun leven maken. Het aantal suïcidepogingen bij ouderen is lager dan bij jongeren, maar wel aanzienlijk vaker dodelijk. Bij jongeren is één per 200 pogingen dodelijk, terwijl bij ouderen zes per 200 suïcidepogingen een dodelijke afloop hebben (Marquet et al. 2005; Oude Voshaar et al. 2011). De suïcidepogingen van ouderen zijn waarschijnlijk beter voorbereid en minder impulsief. Suïcidepogingen bij ouderen hebben een sterkere voorspellende waarde voor suïcide dan bij jongere leeftijdsgroepen (Oude Voshaar et al. 2011). Ouderen geven minder vaak signalen af aan professionals over hun suïcidegedachten dan personen in jongere leeftijdsgroepen. Hun doodswensen worden minder door anderen opgemerkt.

Suïcide als ontsnapping

Motieven voor suïcide, ook wel zelfmoord of zelfdoding genoemd, kunnen sterk uiteenlopen. Over het algemeen willen mensen met suïcidaal gedrag ontsnappen aan het lijden. Ze zien geen toekomst zonder dit lijden. Het kan gaan om een uitgesproken wens om te sterven, een gevoel of overtuiging het leven niet langer aan te kunnen of niet meer te willen leven, een behoefte om te ontsnappen uit een situatie die de persoon als ondraaglijk ervaart, of om het denken te stoppen. Een enkele keer heeft suïcide te maken met zelfbestraffing of een waan. Soms is suïcidaal gedrag een uiting van de behoefte om anderen iets duidelijk te maken. Suïcidaal gedrag kan impulsief en zonder veel overwegingen vooraf optreden. In naar schatting tussen 5 en 10 % van de gevallen van zelfdoding maken mensen een weloverwogen keuze ('maken de balans op') samen met dierbaren, veelal omdat zij de situatie ondraaglijk en uitzichtloos ervaren. Dit wordt ook wel een balans-suïcide genoemd.

Hulp bij zelfdoding

Iemand kan de suïcide alleen uitvoeren of kan daarbij geholpen worden door familie of artsen. Zelfdoding is niet strafbaar in Nederland, maar hulp bij zelfdoding in principe wel. Artsen zijn volgens de wet echter niet strafbaar als zij hulp bij zelfdoding of euthanasie verlenen indien er voldaan wordt aan een aantal zorgvuldigheidscriteria zoals beschreven in de Wet Toetsing levensbeëindiging op verzoek en hulp bij zelfdoding die sinds 2001 van kracht is (ook wel de Euthanasiewet genoemd). Een belangrijke beperking die de Hoge Raad in 2002 naar aanleiding van het arrest Brongersma heeft aangebracht, houdt in dat het lijden terug te voeren dient te zijn op medisch classificeerbare aandoeningen. Deze uitspraak komt voort uit een casus waarbij de arts Sutorius zijn oude patiënt Brongersma hielp met sterven terwijl er geen sprake was van een ondraaglijke ziekte. De uitspraak van de Hoge Raad betekent dat de arts bij euthanasie of hulp bij zelfdoding niet buiten het medisch domein mag treden en dat alleen in de beroepsgroep gehanteerde classificaties van somatische en psychische aandoeningen hieronder vallen. Bij patiënten met een psychische stoornis die vragen om hulp bij zelfdoding, is extra zorgvuldigheid vereist. De richtlijn 'Verzoek om hulp bij zelfdoding door patiënten met een psychiatrische stoornis' van de Nederlandse Vereniging voor Psychiatrie (NVvP 2009, pag. 21) stelt:

» Het verlenen van hulp bij zelfdoding door psychiatrische patiënten is een ultieme handeling die alleen ten uitvoer kan en mag worden gebracht nadat redelijkerwijs is komen vast te staan dat het verzoek van de patiënt vrijwillig en overwogen is, er sprake is van en door de patiënt als ondraaglijk ervaren lijden en alle reële mogelijkheden om dat lijden te verlichten zijn uitgeput. **«**

In Nederland worden de meeste verzoeken om hulp bij zelfdoding van mensen met een psychische stoornis niet ingewilligd. Veelal worden verzoeken aangehouden en blijft de behandelaar in gesprek met de persoon die hulp bij zelfdoding vraagt. Het in gesprek gaan over de situatie, het serieus nemen van de doodswens en het bespreken van behandelmogelijkheden kan de hulpvrager rust geven. De richtlijn 'Verzoek om hulp bij zelfdoding voor patiënten met een psychiatrische stoornis' stelt dat ieder verzoek om hulp bij zelfdoding in eerste instantie moet worden opgevat als een vraag om levenshulp:

» De hulpverlening moet dan ook allereerst gericht zijn op het vinden van een levensperspectief. Het belangrijkste in de eerste fase van het contact is uit te zoeken wat de hulpvrager precies wil, vooral omdat veel mensen die om hulp bij zelfdoding vragen, eigenlijk een goede, effectieve behandeling willen: 'Er moet iets anders gebeuren, het is geen leven op deze manier'. Er zijn dan toch vaak behandelingen en andere mogelijkheden die nog niet zijn toegepast. Vrijwel altijd is suïcidaliteit een teken van psychopathologie. De groep suïcidale psychiatrische patiënten die weloverwogen de balans heeft opgemaakt is klein. Suïcidaliteit en een vraag om hulp bij zelfdoding dienen daarom in eerste instantie te worden opgevat als signalen van onderliggende problematiek. Het beleid zal dan gericht moeten zijn op levenshulp: suïcidepreventie, en behandeling van de onderliggende problematiek. (NVvP 2009, pag. 25) **«**

Ouderen die vragen om hulp bij levensbeëindiging of euthanasie kunnen daarvoor in aanmerking komen als er een duidelijke medische grondslag is van het lijden, waarbij het lijden tevens uitzichtloos en ondraaglijk moet zijn. Ouderen die een einde aan hun leven willen maken zonder dat zij ernstig ziek zijn, worden vaak omschreven als ouderen die 'klaar zijn met leven'. De richtlijn van de NVvP (2009, pag. 22) stelt dat in dat geval de arts niet vanuit zijn specifieke deskundigheid kan oordelen: 'Het is niet de taak van de psychiater om als sleutelbewaarder van euthanatica op te treden in alle gevallen van psychisch lijden. De psychiater kan en mag alleen binnen zijn rol als behandelaar van een patiënt met een psychiatrische stoornis een besluit tot hulp bij zelfdoding nemen.'

Ouderen met een actuele doodswens

Bij de ouderen die een verzoek doen tot hulp bij levensbeëindiging zonder dat er sprake is van een ernstige ziekte, is de situatie complex en met morele dilema's omgeven. De omvang van deze problematiek is groot en neemt toe (ZonMw 2014). In een studie die in 2005/2006 werd uitgevoerd binnen het LASA-cohort van ouderen van 65 jaar en ouder, werd gevonden dat 15 % van hen 'wel eens' doodsgedachten of doodswensen had gehad, terwijl nog eens 3,4 % een actuele 'doodswens en/of verminderde wens tot voortleven' had. Als dat laatste percentage vertaald wordt naar de gehele Nederlandse populatie van 65-plussers zouden bijna 100.000 ouderen een actuele doodswens hebben. Onbekend is hoeveel ouderen in het LASA-cohort een wens tot levensbeëindiging hadden, dat wil zeggen bereid waren tot het verrichten van handelingen die het levenseinde daadwerkelijk zouden bespoedigen. Factoren die in ditzelfde onderzoek geassocieerd bleken te zijn met het voorkomen van een actuele doodswens bij ouderen, waren eenzaamheid, een depressieve stoornis of depressieve symptomen, het gevoel weinig zeggenschap over het eigen leven te hebben, geen partner hebben en gezondheidsproblemen. Daarnaast hadden ouderen van 75 jaar of ouder, ouderen met een klein sociaal netwerk en ouderen met visus-, gehoor- of spraakproblemen vaker een actuele doodswens dan anderen. Van de ouderen met een actuele doodswens had overigens 67 % depressieve symptomen, maar voldeed slechts 20 % aan de criteria van een depressieve stoornis. Een kwart van de ouderen met een doodswens beschouwde de eigen gezondheid als uitstekend of goed.

Doodswensen kunnen vele jaren bestaan en wisselen in intensiteit. Een doodswens wordt niet altijd als een constante belasting ervaren. Een aanhoudende doodswens lijkt samen te hangen met het samengaan van gezondheidsproblemen die leiden tot toenemende afhankelijkheid en verlies van gevoel van eigenwaarde, en het verlies van dierbaren en contacten dat leidt tot eenzaamheid en verlies van zingeving (ZonMw 2014). De omvangrijke aantallen ouderen met een doodswens benadrukken het belang van zorgvuldige verkenning van eventuele doodsverlangens en suïcidaliteit bij ouderen.

Modellen voor suïcidaal gedrag

We onderscheiden doodsverlangens, doodswensen en suïcidaliteit. Een verlangen is milder en minder concreet dan een wens. Achter een verlangen zit meestal geen concreet idee. Doodsverlangens kunnen overgaan in concrete doodswensen, die zich vervolgens verder kunnen ontwikkelen tot concrete plannen en suïcidepogingen. Keith Hawton, een Engelse psychiater die veel onderzoek doet naar het suïcidale proces, zegt dat het inventariseren van doodsverlangens en -wensen belangrijk is om zicht te krijgen op de ontwikkeling van suïcidaal gedrag. Er zijn diverse modellen en theorieën die daarbij behulpzaam zijn.

Model van stress-kwetsbaarheid en entrapment

Onderzoek heeft vele factoren opgespoord die met suïcidaal gedrag zijn geassocieerd. Een selectie van deze factoren is weergegeven in het kader hieronder. Het stress-kwetsbaarheidmodel van Robert Goldney (2008) en het *entrapment* model van David Williams (2005) brengen enige samenhang in al deze factoren.

Factoren geassocieerd met suïcidaal gedrag

Stress- en kwetsbaarheidsfactoren (selectie)

- Suïcidepoging
- Letaliteit van de poging
- Suïcidegedachten, intentie, plannen
- Beschikbaarheid van een middel

Persoonskenmerken

- Leeftijd (ouder)
- Geslacht (man)

Psychiatrische aandoeningen

- Stemmingsstoornis
- Angststoornis
- Schizofrenie of psychotische stoornis
- Intoxicatie (alcohol en/of drugs)
- Verslaving
- Eetstoornis
- Persoonlijkheidsstoornis
- Voorgeschiedenis van psychiatrische behandeling
- Slaapstoornis (bij ouderen)
- Suïcide in de familie

Psychologische factoren

- Wanhoop
- Negatief denken
- Denkt een last te zijn voor anderen
- Angst
- Agitatie en/of agressie
- Impulsiviteit

2

Gebeurtenissen en verlies
- Verlieservaringen
- Ingrijpende gebeurtenissen (onder andere huiselijk geweld, seksueel misbruik, verwaarlozing)
- Lichamelijke ziekte, pijn
- Werkloosheid
- Detentie

Overig
- Onvoldoende contact bij onderzoek (te weinig informatie)

Beschermende factoren (selectie)
- Goede sociale steun
- Verantwoordelijkheid tegenover anderen, kinderen
- Actief betrokken zijn bij een religieuze gemeenschap
- Goede therapeutische relatie

Bron: Hemert et al. (2012)

Het stress-kwetsbaarheidsmodel gaat ervan uit dat suïcidaal gedrag voortkomt uit duurzame factoren die de individuele kwetsbaarheid verhogen, in combinatie met stressoren die het suïcidale gedrag oproepen en versterken (Goldney 2008). Het *entrapment*model beschrijft het psychologische proces waarlangs kwetsbare individuen onder invloed van stressoren kunnen komen tot suïcidaal gedrag (Williams et al. 2005). *Entrapment* is te omschrijven als een soort fuik waar iemand in komt en moeilijk meer uit kan. De stressoren zijn als het ware de tegenslagen waardoor iemand steeds verder in die fuik terechtkomt en uiteindelijk geen andere uitweg ziet dan het leven te beëindigen. In de Multidisciplinaire richtlijn diagnostiek en behandeling van suïcidaal gedrag zijn deze beide modellen geïntegreerd om de verschillende factoren die bijdragen aan suïcidaal gedrag voor de klinisch praktijk in een onderlinge samenhang te plaatsen (Hemert et al. 2012). Dit geïntegreerde model is weergegeven in ◘ fig. 2.1. In het figuur is zichtbaar dat bij ieder individu het suïcidale gedrag veroorzaakt wordt door een uniek complex van biologische, psychologische en sociale factoren.

Met dit model in het hoofd zijn drie uitgangspunten bij de diagnostiek van suïcidaal gedrag van belang. Ten eerste de kwaliteit van het contact tussen de suïcidale persoon en de hulpverlener. Als de persoon zich vrij voelt over zijn suïcidegedachten te praten, is de hulpverlener beter in staat de ernst van het suïcidale gedrag in te schatten. Een tweede uitgangspunt is het betrekken van naasten. Er kan veel informatie ingewonnen worden bij de naasten, die veelal zowel onderdeel van het probleem als onderdeel van de oplossing kunnen zijn. Een derde uitgangspunt is het doen van degelijk systematisch onderzoek.

Interpersoonlijke theorie van suïcide van Joiner

Thomas Joiner, hoogleraar psychologie van de universiteit van New York, ontwikkelde de 'Interpersoonlijke theorie van suïcide' (Joiner 2009). Met deze theorie probeert hij te verklaren waarom mensen suïcidaal gedrag vertonen en te identificeren welke mensen 'at risk' zijn om zich van het leven te beroven. Ook geeft zijn theorie aanknopingspunten voor preventie en behandeling.

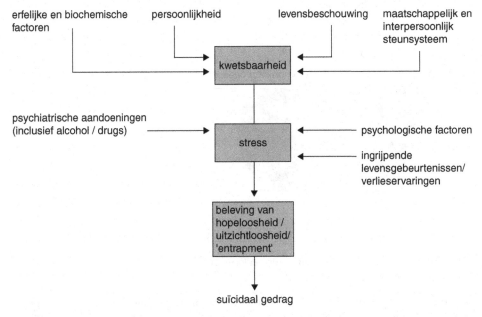

◘ Figuur 2.1 Geïntegreerd model van stress-kwetsbaarheid en entrapment voor suïcidaal gedrag. (Bron: Hemert et al. 2012, pag. 45)

De interpersoonlijke theorie van suïcide stelt dat suïcidepogingen zich voordoen als er voldaan wordt aan drie voorwaarden: (on)verbondenheid, ervaren last en de mogelijkheid om een eind aan het leven te maken (Joiner 2009; zie ◘ fig. 2.2).

Verbondenheid, erbij horen, wordt gezien als een fundamentele behoefte, als essentieel voor psychische gezondheid en welbevinden. Sociale verbondenheid blijkt het risico op suïcide te verlagen; het hebben van een partner, kinderen en vrienden is gerelateerd aan een lager risico. Ook gezamenlijke activiteiten met anderen hebben een preventief effect. Sociale isolatie wordt vaak genoemd door mensen die om hulp bij zelfdoding vragen. Als iemand zich niet verbonden voelt, zijn er minder belemmerende gedachten zoals 'ja, maar ik heb mijn kinderen nog'. Bij hoogbejaarde mensen die hun belangrijkste dierbaren hebben overleefd vormt gebrek aan verbondenheid een belangrijke bedreiging voor hun levenslust.

Ervaren last is de overtuiging anderen of de maatschappij tot last te zijn, de gedachte: 'mijn dood is meer waard dan mijn leven'. Suïcidale personen die zich wel verbonden voelen met anderen, ervaren zichzelf veelal als last voor anderen. Werkeloosheid en gezondheidsproblemen zijn voorbeelden van situaties waarin mensen kunnen voelen dat ze anderen tot last zijn. Door lichamelijke of psychische klachten en verlies van autonomie kunnen ouderen ervaren dat anderen voor hen moeten zorgen en dat ze daarmee de kwaliteit van het leven van hun dierbaren aantasten. In de afweging van hun kwaliteit van leven en de belasting van anderen, willen ze dood om hun partner, familie, vrienden, of de maatschappij te ontlasten.

Volgens de interpersoonlijke theorie van Joiner leiden een combinatie van gebrek aan verbondenheid en het ervaren een ander tot last te zijn, tot een verlangen naar zelfdoding. Dit verlangen alleen zal echter nog niet leiden tot een suïcidepoging. Om daadwerkelijk tot zelfdoding over te gaan is nog een derde factor nodig: de capaciteit, het vermogen om het te doen.

Het *vermogen* om een eind aan het leven te maken bestaat enerzijds uit het overwinnen van de angst om zichzelf wat aan te doen en de angst voor de dood. In zijn prachtige boek 'the

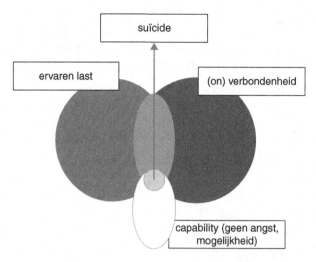

▣ Figuur 2.2   Interpersoonlijke theorie van suïcide van Joiner (2009).

interpersonal theory of suïcide' beschrijft Joiner dat elke suïcidepoging eigenlijk een oefening is in suïcide. Dat geldt niet alleen voor de persoon, maar tevens voor zijn omgeving. Het blijkt uit de statistieken dat na een eerste poging de kans op een nieuwe poging veel groter is dan als er nooit een poging is gedaan. Bovendien is de kans dat die tweede poging dodelijk is groter dan bij de eerste poging. Een suïcidepoging is volgens Joiner voor de suïcidale persoon en diens omgeving het oefenen in het beheersen van doodsangst. Daarnaast moet men de fysieke mogelijkheid hebben om een eind aan het leven te maken. Men moet bijvoorbeeld beschikken over de middelen. Op hoge gebouwen en bij spoorwegovergangen staan steeds meer hekken en andere beveiligingen waar mensen niet zomaar overheen kunnen stappen. Verder hebben veel mensen, ook ouderen, angst en twijfel bij hun suïcidewens, waardoor ze geen of geen goed doordachte poging doen.

Christensen et al. (2013) onderzochten de theorie van Joiner in een grootschalig cohort-onderzoek in Australië. Zij vonden bevestiging voor de veronderstelde verbanden. Enerzijds tussen (on)verbondenheid en het gevoel een ander tot last te zijn met suïcidegedachten, en anderzijds tussen suïcidegedachten en de mogelijkheid om er een eind aan te maken met suïcidepogingen.

CASE-interview en structuurdiagnose

Voor onderzoek naar suïcidaal gedrag is het CASE-interview (chronological assessment of suicide events) (Shea 1998) ontwikkeld. De verschillende stappen van het CASE-interview zijn weergegeven in ▣ fig. 2.3.

Het CASE-interview begint met onderzoek naar de huidige suïcidale toestand: de actuele gedachten en gebeurtenissen die de aanleiding vormen voor het onderzoek. Vervolgens worden gebeurtenissen in de recente geschiedenis onderzocht die (mogelijk) het suïcidale gedrag hebben uitgelokt of verergerd. Daarna volgt een verkenning van de ruimere voorgeschiedenis en wordt navraag gedaan naar eerder suïcidaal gedrag en de aanleidingen daartoe. Hierdoor ontstaat zicht op stress-, kwetsbaarheids- en beschermende factoren die van invloed zijn op het ontstaan van suïcidaal gedrag. Ten slotte wordt geïnventariseerd hoe de patiënt de toekomst

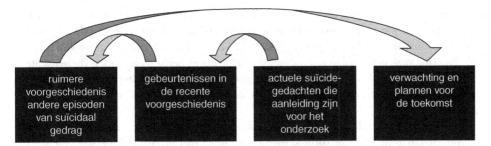

| ruimere voorgeschiedenis andere episoden van suïcidaal gedrag | gebeurtenissen in de recente voorgeschiedenis | actuele suïcide-gedachten die aanleiding zijn voor het onderzoek | verwachting en plannen voor de toekomst |

◘ Figuur 2.3 CASE-interview (chronological assessment of suicide events). (Bron: Shea 1998)

◘ Tabel 2.1 Mate van suïcidaliteit en acties. (Bron: Hemert et al. 2012)

mate	omschrijving	acties
lichte mate	vluchtige gedachten, impuls onder controle	focus behandeling
+		
ambivalent	afwisselend suïcide willen en willen leven, impulsiviteit, breuk met anderen	toetsen collega veiligheidsplan
+		
ernstige mate	voortdurend gedachten, wanhopig, plan, benauwd voor eigen impulsiviteit	consult specialist intensivering
+		
zeer ernstige mate	ontredderd, op drempel van suïcide	familie, crisisdienst, anders opname

ziet en wat er volgens de patiënt zou moeten veranderen om aan de suïcidale toestand een einde te maken. Kennis van deze factoren en de betekenis en beïnvloedbaarheid ervan bieden aanknopingspunten voor de behandeling.

Structuurdiagnose

De informatie uit het CASE-interview kan in een structuurdiagnose worden samengebracht. Die bestaat uit de formulering van de aard en de ernst van de symptomen, met hypothesen over ontstaans- en in stand houdende factoren en met een inschatting van het directe gevaar. Een structuurdiagnose geeft indicaties voor zowel mogelijke directe interventies en keuze van behandelsetting als ook voor de behandelplannen voor de langere termijn. In ◘ tab. 2.1 wordt een omschrijving gegeven van verschillende ernstmaten die variëren van licht tot zeer ernstig. De acties zijn afhankelijk van de mate van ernst, de context van de betrokkene en de (werk)setting van de hulpverlener.

Multidisciplinaire richtlijn suïcidaal gedrag

In 2012 verscheen de richtlijn Diagnostiek en behandeling van suïcidaal gedrag (Hemert et al. 2012), opgesteld door psychiaters, psychologen en verpleegkundigen. In deze richtlijn staat dat het belangrijk is om doodswensen systematisch te onderzoeken. Hiervoor kan het

2

CASE-interview worden gebruikt. Het allerbelangrijkste echter is om goed contact te maken met de suïcidale persoon en diens belevingswereld. Dat kan op een respectvolle, concrete manier, bijvoorbeeld: 'U bent wanhopig, klopt dat?' En: 'Waarover bent u het meest wanhopig?' En: 'Hoe vaak denkt u aan zelfdoding?' En: 'Hoe intens denkt u daaraan, is die gedachte voortdurend in uw hoofd of is het een vluchtige gedachte?' En: 'Hoe wanhopig voelt u zich nu?' De onderzoeker probeert als het ware in de huid de kruipen van de wanhoop van de suïcidale persoon.

Een tweede punt uit de richtlijn is de zorg voor de veiligheid van de suïcidale persoon en continuïteit van zorg. Dat kan vorm krijgen door samen met de suïcidale persoon en diens naasten een veiligheidsplan te maken. In het veiligheidsplan worden afspraken gemaakt voor korte en langere termijn. Vaak wordt de structuurdiagnose (zie ❏ tab. 2.1) gebruikt om af te spreken wie in welke fase iets doet. De in het veiligheidsplan betrokken personen dienen op de hoogte te zijn van het plan en het eigen aandeel.

Een laatste punt uit de richtlijn dat in dit kader van belang is betreft de behandelfocus. Als suïcidaal gedrag op de voorgrond staat, dienen behandelaren de focus te verleggen van de onderliggende problemen, zoals de depressie of de paniekstoornis, naar het suïcidaal gedrag. In de volgende casus wordt dit nader toegelicht.

Afscheidsbrieven na ingrijpend verlies

Bert Scholten, 77 jaar, is een man die in zijn leven bewerkstelligde wat hij bedacht. Hij heeft altijd gereisd en heeft een groot bedrijf gehad dat hij in de goede tijd, nog voor de crisis, verkocht. Daarna heeft hij veel genoten met zijn vrouw. Zijn vrouw is anderhalf jaar geleden overleden en recent is zijn kleindochter omgekomen bij een verkeersongeluk. Hij heeft een zoon en een dochter en zes kleinkinderen. Hij komt aanvankelijk met de-realisatie klachten in behandeling. Tijdens het televisie kijken krijgt hij het gevoel dat de persoon op tv zijn lichaam overneemt. Daardoor ontstaat een angst voor controleverlies. Hij wordt door de huisarts aangemeld bij de specialistische ggz omdat hij tevens concrete suïcideplannen heeft. Hij wil zijn leven zelf in de hand houden. Hij schrijft afscheidsbrieven en zegt: 'Ik ga mijn zelfdoding uitstellen, tot na de sterfdag van mijn echtgenote'. Zijn kinderen vormen een reden om nu geen suïcide te plegen. Zijn dochter heeft het moeilijk met het recent verlies van haar kind, dus wil hij haar nu niet ook het verlies van haar vader aandoen. De diagnose luidt: een depressieve stemming met suïcidaliteit, hevige schuldgevoelens en herbelevingen aan de laatste weken van het leven met zijn vrouw. Hij vindt dat hij te weinig bij zijn vrouw is geweest en te weinig heeft gedaan om haar in leven te houden.

Verkenning van de ruimere voorgeschiedenis leert dat in het verleden een keer sprake is geweest van een lichte depressie. Bert heeft toen de geboden hulp afgewezen. Een ander belangrijk gegeven is dat zijn moeder is overleden door suïcide. Als een familielid in de eerste graad overleden is door suïcide, dan is de kans om zelf door suïcide te overlijden tien keer hoger (Qin et al. 2002). Zijn vader was alcoholist, er was weinig veiligheid thuis. Hij kijkt naar de toekomst zonder hoop. 'Zonder mijn vrouw is het leven zinloos, doelloos en leeg,' zegt hij. Ook meent hij een ander tot last te zijn: 'Mijn dochter kan pas weer gelukkig worden als ik er niet meer ben.' Hij voelt weinig verbondenheid met zijn sociale omgeving, en zegt: 'Als het erop aankomt zijn er weinig mensen met wie je door één deur kunt.' En: 'Als de kinderen op vakantie gaan, dan voel ik mij onverbonden.' Hij noemt de suïcide van zijn moeder 'moedig'.

De punten van het CASE-interview (huidige toestand, recente voorgeschiedenis, vroegere voorgeschiedenis en toekomstperspectief) maken dat Bert Scholten ingeschat moet worden als een zeer suïcidale man. Wij maken met hem een veiligheidsplan voor behandeling van de suïcidaliteit en daarop volgend een plan voor behandeling van de depressie. In het veiligheidsplan zetten we de risicomomenten: de vakantie van de kinderen, momenten dat hij zich alleen voelt, de gedenkdag van zijn vrouw. In het veiligheidsplan worden afspraken gemaakt hoe hij met die moeilijke situaties kan omgaan. Ook belangrijk is de beschikbaarheid van dodelijke middelen. Wat heeft hij bij de hand als hij zich leeg en ellendig voelt? Heeft hij een strip medicijnen liggen, een touw, of weet hij hoe laat de intercity naar Utrecht gaat? Kortom: hoe ver is hij daarmee? Het veiligheidsplan wordt met Bert en zijn kinderen overeengekomen. Hij wil niet opgenomen worden. Hij is bereid zich aan de afspraken in het veiligheidsplan te houden, namelijk dat hij zijn kinderen belt als het niet gaat. Overdag kan hij zijn hulpverlener bellen en 's nachts de dokterswacht. De huisarts is ook gekend in het veiligheidsplan. De depressiebehandeling wordt gestart zodra de suïcidale dreiging is verlaagd. In deze behandeling ligt het accent op zijn ervaring een ander tot last te zijn.

Volgens Joiner (2009) is het belangrijkste element van suïcidaliteit niet zozeer dat iemand zich beroerd voelt, maar vooral dat iemand de gedachte heeft anderen daarmee tot last te zijn. In deze constatering liggen ook de therapeutische mogelijkheden. Suïcidale personen voelen zich weliswaar tot last, maar als aan hun dierbaren wordt gevraagd of ze liever een dode moeder hebben of een moeder die ze moeten verzorgen, kiezen ze massaal voor het laatste (Hemert et al. 2012). Met cognitieve therapie kan de suïcidale persoon geholpen worden zijn suïcidale gedachten te veranderen in neutrale gedachten (Keijser en Steendam 2010).

Niet alles wat kan hoeft

Een andere situatie doet zich voor bij ouderen als het levenseinde onafwendbaar nabij komt en de oudere niet instemt met levensverlengende handelingen of verzoekt om euthanasie. In het KNMG-rapport 'Niet alles wat kan hoeft' wordt de vraag gesteld of zoveel levensverlengende medische handelingen bij oudere mensen wel gedaan moeten worden, terwijl velen dit eigenlijk niet meer willen. Maar dan wordt het voorgelegd aan de familie en die zegt 'ja, we willen toch dat moeder nog een paar maanden doorgaat.' In dit rapport (Stuurgroep KNMG Passende zorg in de laatste levensfase 2015) wordt gepleit om gezamenlijk, arts, patiënt en familie, het gesprek te voeren waarbij de optie dat de patiënt zich kan verzoenen met de naderende dood en het leven 'voltooid' vindt een onderwerp is, en de arts niet alles wat medisch mogelijk is ook toe hoeft te passen. In het kader van een promotieonderzoek heeft huisarts Kees Ruijs (2015) 64 terminale ouderen gevolgd. Van hen vraagt 27 % om euthanasie. De euthanasievragers hebben niet meer depressieve klachten dan de niet-euthanasievragers. Ze willen niet dood vanwege de lichamelijke klachten. Het gaat veel meer om controleverlies, verlies van autonomie en waardigheid en anderen niet tot last willen zijn. Dit past in de eerder beschreven theorie van Joiner. De psychologische en sociale factoren zijn uiteindelijk veel belangrijker dan de medische factoren. Daarom pleit Ruijs (2015) – en ik sluit me hier graag bij aan – voor meer inzet van psychologen in de laatste levensfase.

Verdeeldheid in de familie

Bij verdeeldheid in de familie is het een dilemma hoe om te gaan met degene die bijvoorbeeld emotionele of principiële problemen heeft met de doodswens van een dierbare. We weten te weinig wat er met deze groep gebeurt. Uit diverse studies (bijvoorbeeld Swarte et al. 2003) komt naar voren dat het niet kunnen instemmen met euthanasie, zelfdoding of hulp bij zelfdoding bij nabestaanden tot extra problemen leidt bij de verwerking. Wat te doen als er verdeeldheid is over een besluit? Stel, er zijn vier volwassen kinderen en één daarvan, degene die zich in het kerngezin vaak geïsoleerd en buitengesloten voelde, heeft moeite met de doodswens van haar zieke moeder. Dan is het onverstandig om democratisch te besluiten de onwillige dochter te isoleren en alleen de meewerkende kinderen bij de gesprekken met de moeder en de artsen te betrekken. Mogelijk kan een psycholoog, geestelijk verzorger of maatschappelijk werker met systeemtheoretische kennis met de kinderen en de moeder naar overeenkomsten zoeken: waar ligt de onderhandelingsruimte? De moeder wil niet dat één van haar kinderen wordt buiten-gesloten. Mogelijk heeft de betreffende dochter meer tijd nodig om zich voor te bereiden en is de moeder in staat met haar die tijd te benutten om tot een gezamenlijke afronding te komen.

Tot besluit

Bij de inschatting van een doodswens, ook bij ouderen die stellen dat hun leven is voltooid, is het van belang deze wens serieus te nemen en centraal te stellen. Daarnaast moet door de pro-fessional verkend worden waarop deze doodswens is gebaseerd. Ook volgende hoofdstukken besteden aandacht aan dit onderwerp. Is er sprake van een overwogen, met dierbaren gedeelde wens of is de persoon depressief of wanhopig en is er sprake van tunneldenken? Hiervoor is de eerder beschreven methode van het CASE-interview bruikbaar. Zoals uit het onderzoek van Ruijs (2015) naar voren komt, kan de ondraaglijkheid van het somatisch lijden bepaald worden door een depressieve stoornis of angstproblematiek die mogelijk goed behandelbaar is. Veelal hebben mensen met een lange geschiedenis van lichamelijke of psychische klachten een hoofd-behandelaar, zoals een huisarts, die evenals de patiënt een tunnelvisie kan ontwikkelen. Het is daarom wenselijk dat een onafhankelijke arts of psycholoog het diagnostische onderzoek doet naar de inschatting van de doodswens. Het is van belang contact te maken met de oudere die dood wil, de aard van de doodswens systematisch te onderzoeken, de familie erbij te betrekken en in samenspraak met alle betrokkenen therapeutische mogelijkheden te verkennen. Meer dan nu in de praktijk gebeurt, kan de psycholoog hier een belangrijke bijdrage aan leveren.

Literatuur

Christensen, H., Batterham, P. J., Soubelet, A., & Mackinnon, A. J. (2013). A test of the interpersonal theory of suicide in a large community-based cohort. *Journal of Affective Disorders, 144,* 225–234.

Goldney, R. (2008). *Suicide prevention.* Oxford: Oxford University Press.

Joiner, T. E. (2009). *The interpersonal theory of suicide. Guidance for working with suicidal clients.* Washington: American Psychological Association.

Keijser, J. de, & Steendam, M. (2010). Behandeling van suïcidepogers met cognitieve gedragstherapie. In A. Kerkhof & B. van Luyn (red.), *Suïcidepreventie in de praktijk* (pag. 289–299). Utrecht: Bohn Stafleu van Loghum.

Marquet, R., Bartelds, A., Kerkhof, A., Schellevis, F. G., & Zee, J. van der (2005). The epidemiology of suicide and attempted suicide in Dutch general practice 1983–2003. *BMC Family Practice, 6,* 45.

Nederlandse Vereniging voor Psychiatrie (NVvP). (2009). *Richtlijn omgaan met het verzoek om hulp bij zelfdoding door patiënten met een psychiatrische stoornis.* Utrecht: De Tijdstroom.

Oude Voshaar, R. C., Cooper, J., Murphy, E., Steeg, S., Kapur, N., & Purandare, N. (2011). First episode of self-harm in older age: A 10-year prospective study. *The Journal of Clinical Psychiatry, 72,* 737–743.

Qin, P., Agerbo, E., & Mortensen, P. B. (2002). Suicide risk in relation to family history of completed suicide and psychiatric disorders: A nested case-control study based on longitudinal registers. *Lancet, 360,* 1126–1130.

Ruijs, K. (2015). *Unbearable suffering. A study into suffering in end-of-life cancer patients and requests for euthanasia.* Dissertatie. Amsterdam: Vrije Universiteit.

Shea, S. C. (1998). The chronological assessment of suicide events: A practical interviewing strategy for the elicitation of suicidal ideation. *Journal of Clinical Psychiatry, 59,* 58–72.

Stuurgroep KNMG Passende zorg in de laatste levensfase. (2015). *Niet alles wat kan, hoeft.* Utrecht: KNMG.

Swarte, N. B., Lee, M. L. van der, Bom, J. G. van der, Bout, J. van den, & Heintz, A. P. M. (2003). Effects of euthanasia on the bereaved family and friends: A cross sectional study. *British Medical Journal, 327*(7408), 189–199.

Williams, J., Barnhofer, T., & Duggan, D. (2005). Psychology and suicidal behavior: Elaborating the entrapment model. In K. Hawton (red.), *Prevention and treatment of suicidal behavior: From science to practice* (pp. 71–78). Oxford: Oxford University Press.

ZonMw. (2014). *Ouderen en het zelfgekozen levenseinde. Kennissynthese.* Den Haag: ZonMw.

Aanbevolen

Hemert, A. van, Kerkhof, A., Keijser J. de, & Verweij, B. (2012). *Multidisciplinaire richtlijn diagnostiek en behandeling van suïcidaal gedrag.* Utrecht: Nederlandse Vereniging van Psychiatrie/Nederlands Instituut voor Psychologen/Trimbos Instituut.

Psychologische hulp bij euthanasievragen bij dementie

Oog voor perspectieven

Maritza Allewijn en Saskia Teunisse

M. Vink et al. (Red.), *Klaar met leven?*, DOI 10.1007/978-90-368-1094-4_3,
© 2016 Bohn Stafleu van Loghum, onderdeel van Springer Media BV

> ┌─ **Kernboodschappen** ──────────────────────────────────
>
> ▬ Genuanceerde voorlichting over hoe mensen met dementie hun leven ervaren kan de roep om euthanasie doen verminderen.
>
> ▬ Het is belangrijk het perspectief van de cliënt (hoe ziet de cliënt het leven, wat wil de cliënt en begrip voor deze visie), het juridisch perspectief (wilsbekwaamheid, consistentie, lijden, uitzichtloosheid) en het systemisch perspectief (kan dit systeem het lijden verdragen) te scheiden.
>
> ▬ Een niet-oordelende houding en vakkundige gesprekstechnieken kunnen helpen ambivalentie bloot te leggen en te aanvaarden.
>
> ▬ Psychologische gespreksvoering biedt de cliënt de kans zijn innerlijke overtuigingen te verwoorden en te onderzoeken.
>
> ▬ Ouderenpsychologen kunnen constructief bijdragen aan hulpverlening rondom euthanasie bij dementie.

Het is begrijpelijk en invoelbaar dat ouderen zich meer met het einde van hun leven bezighouden dan jongvolwassenen. Met het ouder worden wordt de levensverwachting korter, waardoor het tijdsperspectief verandert. Ook brengt ouder worden verlieservaringen met zich mee die de bestaande zingeving op de proef stellen. Het verlies van een dierbare of het krijgen van ziekte of beperkingen zijn gebeurtenissen die vragen om een herstructurering van zingevingskaders. Verlieservaringen kunnen een negatieve invloed hebben op het lichamelijk en psychisch welbevinden, de mate van autonomie en de sociale verbondenheid. Al deze factoren kunnen bijdragen aan een ervaren vermindering van de kwaliteit van leven. De balans tussen draagkracht en draaglast raakt verstoord en bestaande copingstrategieën zijn niet altijd toereikend voor het vinden van een nieuw evenwicht. Het aanpassen aan veranderende omstandigheden in het dagelijks leven is een dynamisch, persoons- en tijdgebonden multidimensionaal proces, met uitkomsten die van persoon tot persoon verschillen. In de klinische praktijk zien we dan ook sterk uiteenlopende reacties van ouderen op ingrijpende levensgebeurtenissen: sommige blijven na vele verliezen en tegenslagen het leven als waardevol ervaren, terwijl anderen in ogenschijnlijk betere omstandigheden ernstig lijden of uitzichtloosheid ervaren.

Veranderingen in de balans van draagkracht en draaglast kunnen langzaam maar zeker of zelfs vrij abrupt een verlangen naar de dood oproepen. Niet alleen hebben ouderen verliezen te verwerken, ook is de verwachting dat andere veranderingen zullen volgen die de ervaren kwaliteit van leven bedreigen. Ouderen vragen zich af tot welke grens zij veranderingen moeten blijven accepteren en zich moeten aanpassen. In het denken kunnen overwegingen als 'het is mooi geweest' en 'ik heb een goed leven gehad' een belangrijke rol gaan spelen. In de media is veel aandacht voor de term 'klaar met leven' en ook dat is een cognitie die ouderen soms internaliseren. Doodsverlangen kan tot uiting komen in uitspraken als het 'niet erg vinden niet meer wakker te worden', in een concreet euthanasieverzoek of in suïcidaliteit (Verlinde 2010).

Leven met dementie

Hoe zien mensen hun toekomst als zij de diagnose dementie te horen hebben gekregen? De manier waarop in de samenleving naar dementie gekeken wordt, heeft invloed op de individuele beleving ervan. In onze samenleving wordt dementie vaak afgeschilderd als schrikbeeld. Centrale waarden in onze cultuur zijn immers onafhankelijkheid, autonomie, zelfredzaamheid. Al deze verworvenheden komen onder druk te staan bij het perspectief van langzaam verlies van cognitieve vaardigheden, zoals onthouden, logisch redeneren en talig communiceren. Het beeld van leven met dementie is er een van ontluistering, ontreddering en verlies van menselijke waardigheid. Het grootste schrikbeeld is het leven in het verpleeghuis: in de publieke opinie geldt dat als rampzaliger dan doodgaan of in een gevangenis leven (Wijngaarden et al. 2015).

De gezondheidsraad geeft al in 2002 in haar rapport 'Dementie' een tegengeluid aan deze opvatting:

» Ongenuanceerde opvattingen kleuren de beeldvorming. De maatschappelijke beeldvorming over een ziekte is bepalend voor de bejegening van mensen die de ziekte hebben en voor de houding die men aanneemt tegenover de situatie dat men zelf de ziekte zou krijgen. "Aan dementie valt niets te doen", "demente mensen zijn minder dan anderen", "dementie is ontluisterend" en "het verpleeghuis is de slechtste uitkomst voor mensen met dementie". Dat zijn enkele voorbeelden van opvattingen die het beeld over dementie bepalen. Bij alle erkenning van de ernst van dementie, is enige nuancering op zijn plaats. Dementie is niet te genezen maar de symptomen ervan zijn wel degelijk te verminderen door de juiste keuze van zorg, begeleiding en behandeling. Mensen met dementie zijn niet minder en zij verdienen de best mogelijke zorg. Ondermaatse verzorging in instellingen maakt een groot publiek gevoelig voor de opvatting dat verpleeghuisopname ontluisterend is en koste wat het kost vermeden moet worden. Toch is opname soms het beste voor beide partijen. Het is niet ondenkbaar dat de manier waarop de overheid de wenselijkheid van uitstel van opname beklemtoont, het gevoel versterkt dat het verkeerd is om een dementerende naaste te laten opnemen. Patiënten met dementie, de naasten die hen verzorgen en de mensen die in de instellingen werken, worden tekortgedaan met deze opvatting. Voor groot optimisme over dementie is geen plaats, maar voor een ongenuanceerd beklemtonen van de negatieve kanten ervan evenmin. «

Wetenschappelijk onderzoek en ervaringen uit de klinische praktijk laten zien dat mensen anders reageren op de diagnose dan zij van tevoren hadden ingeschat. Door het veelal zeer geleidelijke en langzame beloop blijken zij de mogelijkheid te hebben zich aan te passen aan de beperkingen en het veranderend perspectief (Boer et al. 2010). Ook hier komt dan weer de grote individualiteit van dit proces tot uitdrukking: velen passen zich aan met een voor hen aanvaardbare kwaliteit van leven als uitkomst gedurende lange tijd van het leven met dementie, mits voldoende aan hun behoeften wordt tegemoet gekomen. Verhuizing naar het verpleeghuis doet aan deze ervaring niet af; integendeel, bij ouderen met depressieve klachten blijkt opname in het verpleeghuis zelfs een verlichting van de depressieve klachten te geven ten gevolge van de behandeling en begeleiding aldaar (Smalbrugge et al. 2006). Anderen daarentegen ervaren ondraaglijk en uitzichtloos lijden ten gevolg van het verlies van controle, autonomie en uitzicht op verbetering. Belangrijk in deze context is dat het lijden zoals gerapporteerd door de persoon met dementie en het lijden zoals waargenomen door betrokkenen uit de directe omgeving, niet noodzakelijkerwijs overeenkomen. Laatstgenoemden schatten het lijden vaak ernstiger in dan dat gerapporteerd wordt door de persoon met dementie. Verschillende factoren dragen daaraan bij. Zo kan het beoordelingsvermogen van mensen met dementie worden aangetast door de ziekte en het beoordelingsvermogen van de mantelzorger worden gehinderd door de mate waarin deze zich belast voelt door de zorg. Belangrijk is ook te noemen dat het ervaren van een goede kwaliteit van leven ondanks ernstige ziekte ook bij andere ernstige ziektebeelden is beschreven onder de noemer 'disability paradox'. Onderzoek laat zien dat de mate van ervaren lijden niet zozeer samenhangt met objectieve criteria, maar veeleer met de manier waarop de zieke omgaat met de aandoening (Albrecht en Devlieger 1999).

Euthanasie en dementie

Dementie is, meer dan veel andere ernstige aandoeningen, een gevreesde ziekte. Dementie gaat vaak gepaard met machteloosheid en raakt aan onze kernovertuiging dat we een gezond, mondig en onafhankelijk mens willen zijn (Mes 2006). Een onderzoek van de redactie van televisieprogramma Zembla in 2013, in samenwerking met ouderenbond Anbo, maakt duidelijk hoe er in de samenleving tegen de kwaliteit van leven met dementie wordt aangekeken. Op de vraag: 'Is angst voor de diagnose dementie een reden om tevoren een schriftelijke euthanasieverklaring op te stellen?' reageert een meerderheid van de informanten bevestigend (Ja: 52 % – Nee: 34 % – Weet niet: 14 %). Nog uitgesprokener zijn de reacties op de vraag: 'Als u ooit dement zou worden, zou dat voor u een reden zijn om uw arts om euthanasie te vragen?'. Bijna driekwart van de ondervraagden reageert hierop bevestigend (Ja: 73 % – Nee: 12 % – Weet niet: 15 %). De documentaire van Zembla over dit onderwerp is dan ook eenvoudig getiteld: 'Als ik dement ben, wil ik dood.'

'Race tegen de klok'

Hoogleraar Ouderengeneeskunde en ethicus aan het VUmc Cees Hertogh, spreekt van een 'race tegen de klok' (Hertogh et al. 2006). 'De persoon met beginnende dementie verkeert in een groot dilemma: hij moet ofwel buitensluiten wat er gebeurt en dus het contact met de realiteit verliezen, ofwel onder ogen zien wat te pijnlijk is om te verdragen: dat hij bezig is zichzelf te verliezen. Mensen met dementie ontkennen of bagatelliseren de aard en de ernst van de dementie vaak in een poging om het slechte nieuws te verwerken en een nieuw psychisch evenwicht te vinden. Door de tijd die daarmee verstrijkt, is het uiteindelijk vaak te laat om nog met succes om euthanasie te verzoeken.' De laatste jaren lijkt er meer openheid om ook het gesprek over euthanasie bij meer gevorderde dementie te kunnen voeren. De KNMG zegt hierover in 2012: 'De KNMG keurt euthanasie bij gevorderde dementie niet af, wij uiten alleen onze zorgen over de toepassing van de wettelijke criteria als er helemaal geen communicatie meer mogelijk is. Soms is dat in het stadium van gevorderde dementie nog wél mogelijk.' Duidelijk is dat euthanasieverzoeken bij mensen met dementie om specialistische expertise en zorgvuldige analyse vragen.

Standpunt KNMG

Het KNMG noemt in haar standpuntbepaling 'De rol van de arts bij het zelfgekozen levenseinde' de volgende zorgvuldigheidseisen voor het medisch handelen bij euthanasie (KNMG 2011):
- vrijwillig en weloverwogen verzoek;
- uitzichtloos en ondraaglijk lijden;
- voorlichting over situatie en vooruitzichten;
- geen redelijke andere oplossing;
- raadpleging minstens één andere onafhankelijke arts;
- medisch zorgvuldige uitvoering euthanasie.

Over kwetsbare ouderen stelt dit document dat het '… alleszins verdedigbaar (is) dat kwetsbaarheid, inclusief dimensies als functieverlies, eenzaamheid en verlies van autonomie verdisconteerd mogen worden in de beoordeling door artsen van een verzoek om euthanasie. Het is daarbij wel in de eerste plaats de taak van de arts om te exploreren (zo nodig in overleg met specialist ouderengeneeskunde of andere deskundigen) of er nog passende interventies c.q. redelijke andere oplossingen zijn'.

Psychologische gespreksvoering

De Australian Psychological Society (2008) kent een belangrijke rol toe aan psychologen bij kwesties rondom euthanasie. Zij stellen dat psychologen, door hun kennis en vaardigheden ten aanzien van psychische aandoeningen, beleving, cognities, overtuigingen en individuele kenmerken een bruikbaar perspectief hebben om mensen te ondersteunen hun denken over vrijwillige levensbeëindiging te exploreren.

Cliëntperspectief

De psycholoog bouwt een gespreksrelatie op met aandacht voor de contactopbouw en het creëren van een passende context. De cliënt en psycholoog zijn het eens over het doel en de vorm van de gesprekken en de cliënt ervaart daarbij maximale autonomie. De psycholoog exploreert het standpunt van de cliënt vanuit het perspectief van de individuele beleving. Het begrijpen van dat standpunt staat centraal en niet de toetsing (zoals in het juridisch perspectief). Dit betekent dat de start van het contact meer waardevrij kan zijn en een goede opbouw van de samenwerkingsrelatie mogelijk is. De inzet van psychotherapeutische gesprekstechnieken helpt in het bepalen van de positie. De psycholoog neemt een positie in waarbij sprake is van 'leading from one step behind' en besteedt op systematische manier aandacht aan gevoelens, gedachten en beleving om de persoon met dementie te helpen zelf grip te krijgen op de eigen situatie en eigen denkpatronen. Naast het exploreren van het verlangen naar de dood zal de psycholoog ook het leven inventariseren en het perspectief van de cliënt op verleden, heden en toekomst. Indien de cliënt hiermee instemt, kunnen belangrijke anderen betrokken worden in het proces. Gesprekstechnieken die hierbij horen zijn: open vragen stellen, reflecteren, bekrachtigen, samenvatten en actief luisteren. Vanuit het juridisch perspectief is een meer sturende en toetsende gespreksvoering op zijn plaats, met daarin meer gesloten vragen en meer gerichtheid op feiten. De behandelrelatie is gebaseerd op empathie, echtheid en transparantie. Tegelijkertijd zal de psycholoog zich bewust moeten zijn van de valkuil van de empathie: begrip voor het ervaren lijden van de cliënt kan immers voor diegene functioneren als een bevestiging van diens gevoelens van uitzichtloosheid en hulpeloosheid (Heeringen en Kerkhof 2008).

Aanpassingen in de communicatie

Psychotherapeutische gespreksvoering vereist aanpassing aan de gevolgen die dementie heeft op het denkvermogen en de communicatie. Voorbeelden zijn: het onderscheiden van feiten, wanen en herinneringen, het aanpassen van het tempo van de gespreksvoering, evenals het compenseren voor stoornissen in het geheugen en de executieve functies door het herhalen van informatie, het creëren van structuur, en het nemen van kleine denkstappen. Deze aanpassingen zijn niet alleen nodig om het gedachtenproces ten aanzien van de doodswens goed te onderzoeken, maar ook om een veilige sfeer te creëren waarin cliënten zich volwaardig gesprekspartner voelen en het bespreken van zorgen en persoonlijke ervaringen mogelijk wordt. Psychotherapeutische gespreksvoering bij dementie vereist eveneens bekend zijn met wat leven met dementie betekent. Zowel bevindingen uit wetenschappelijk onderzoek onder mensen met dementie zelf, als klinische ervaring met deze doelgroep zijn hierbij onmisbaar.

Ambivalentie

Het begrip 'ambivalentie' verdient speciale aandacht in de gesprekvoering rondom het doodsverlangen van mensen met dementie. De auteurs van het boek 'Zingevende gespreksvoering' geven aan dat ieder mens een 'meerstemmig zelf' bevat met tegenstrijdige gedachten en gevoelens die allemaal waar zijn (Vosselman en Hout 2013). Toch streeft de mens, vaak onder druk van de omgeving, naar eenduidigheid. In het denken krijgen bepaalde ik-posities dan de overhand, en wordt een van de meningen overheersend. De cognitieve achteruitgang bij dementie kan dit proces versterken. Het denkproces kan dan gehinderd worden door een concretere denkstijl of gebrekkige wendbaarheid in gedachten. Psychologische hulpverlening kan bijdragen aan het herkennen van de ambivalentie en het kunnen dulden van verschillende waarheden en verlangens naast elkaar en zo de fixatie op een eenzijdig oordeel doorbreken. Men kan immers best willen blijven leven maar ook naar de dood verlangen. Of hechten aan het leven maar ook bang zijn voor de toekomst. Om de cliënt te helpen zich bewust te worden van die ambivalentie, is de niet-oordelende basishouding van groot belang. Een bruikbare gesprekstechniek is het splitsen van posities door het bespreken van uiteenlopende toekomst scenario's.

'Ik heb geen enkele nuttige bijdrage'

Ter illustratie enkele fragmenten uit een gesprek dat een gezondheidspsycholoog gespecialiseerd in ouderen had met een 89-jarige man, laten we zeggen Frank de Ruiter. Hij is enige jaren weduwnaar, is hoog opgeleid in een economische richting en succesvol geweest in het bedrijfsleven. Hij heeft goed contact met zijn kinderen en is op advies van hen verhuisd naar een serviceflat. Na een acute ontsteking in de urinewegen is hij met spoed geopereerd en is een verblijfskatheter geplaatst. Bij terugkeer naar huis heeft hij veel nagedacht over deze gebeurtenis en is hij tot de conclusie gekomen dat hij liever niet geopereerd had willen worden. Het zou een mooi einde van zijn leven geweest zijn, ook omdat hij merkt dat zijn denkvermogens achteruitgaan. Zijn sombere uitingen en doodswens zijn door de wijkverpleegkundige, in overleg met hemzelf, de huisarts en de familie, voorgelegd aan een ambulant Ouderenexpertiseteam uit de sector Verpleging, Verzorging en Thuiszorg (VVT). Er heeft een diagnostisch onderzoek plaatsgevonden, waarbij de diagnose Mild Cognitive Impairment is gesteld en er geen sprake bleek van een depressieve stemmingsstoornis. De bevindingen zijn besproken in een zogenaamd beraad: een gesprek over de toekomst met belangrijkste betrokkenen. Daar is afgesproken dat de psycholoog enige gesprekken met hem zal voeren om zijn gevoelens ten aanzien van zijn verlangen naar de dood te bespreken.

Contact opbouwen en context creëren

In verband met de geheugenstoornissen besteedt de therapeut (Th) extra aandacht aan het opbouwen van context en het in herinnering halen van eerdere stappen in het proces bij Frank de Ruiter (Cl).

(Th) We hebben van de week een gesprek gehad met de arts erbij en uw kinderen. Hoe heeft u dat gesprek ervaren?

(Cl) Hoe ik dat ervaren heb? Laat ik zeggen dat ik inhoudelijk naar beste kennis en weten heb geantwoord. Ik heb geen dingen achtergehouden of iets.

(Th) Het was een openhartig gesprek?

(Cl) Ja, het was een openhartig gesprek, ja..

(Th) Dat kunt u goed, u kunt goed voor uw mening en uw gevoelens uitkomen?

Bekrachtigen competenties die helpend kunnen zijn

(Cl) Nee, ik heb geen gevoelens, laat ik zeggen, dat ik dat niet zou kunnen aanvoelen.

(Th) Uhm … voor mij kwamen er nog wel een aantal dingen naar voren die ik niet wist. We hadden elkaar eerder gesproken, onder vier ogen, he? Nu waren ook uw zoon en dochter erbij en zij vertelden dat u al met uw huisarts had gesproken over euthanasie.

Systemische aanpak: bij cognitieve achteruitgang kan informatie uit het systeem een belangrijke aanvulling zijn om een compleet beeld van de situatie te krijgen. De zoon vertelde dat met de huisarts over euthanasie is gesproken en is 'afgewezen'. Beleid vooralsnog: kwaliteit van leven verbeteren.

(Cl) Ja, ja, ik heb gedacht: dat moet hij weten.

Het verlangen naar de dood bespreken

(Th) U bent gered door die operatie, u bent er nog … dat zien we, dat zien we allebei.

Timing/tempo aanpassen: Hier enige vertraging om goed stil te staan bij de betekenis van dit gegeven: u bent er nog.

(Th) Ja. En, hoe moet het nou verder?

(Cl)(zwijgt) Ik heb geen belangstelling meer voor het leven. Ik heb geen enkele nuttige bijdrage aan de samenleving.

(Th) En dat is voor u belangrijk. U zou een nuttige bijdrage aan de samenleving willen leveren?

(Cl) Ja, ik zou... dat is een persoonlijke situatie. Ik zou daar geen regel van willen maken.

(Th) Ja, u bent graag nuttig, in economische zin.

(Cl) Nu nog langer blijven in deze samenleving draagt geen nuttig element toe aan het leven.

(Th) U vindt: om je leven nuttig te kunnen leiden, moet je iets nuttigs bijdragen aan de samenleving. Is dat uw stelling?

(Cl) Ja, zo zou je het kunnen stellen. Ik heb er geen belangstelling meer voor. Tenminste, ik kan het niet meer.

Hier maakt hij een belangrijk onderscheid: wil ik niet meer of kan ik niet meer?

3

Fragment 3

Posities splitsen

(Th) Mag ik met u eens een aantal toekomstscenario's schetsen? Voor uw persoonlijke leven? (…) Hoe denkt u nu dat uw leven eruit ziet, laten we zeggen, over een half jaartje?

(Cl) Nou, dan zal er weinig veranderen.

(Th) Er zal weinig veranderd zijn, denkt u. En wat betekent dat, hoe brengt u dan uw dagen door?

(Cl) Precies zo als ik ze nu doorbreng. En dat vind ik weinig vruchtdragend.

(Th) Ja, want hoe brengt u uw dagen door? Kunt u dat vertellen?

Inzoomend naar een ander niveau: van het abstracte (zinvol en vruchtdragend), naar het meer alledaagse.

(Cl) Hier, de nieuwsberichten kijkend. Ook niet altijd even … eh …

Th vult aan, omdat Cl last heeft van woordvindingsstoornissen en daardoor de lijn van het gesprek gemakkelijk kan verliezen; risico is wel dat er kleuring en suggestie plaatsvinden vanuit Th.

(Th) Vrolijk makend?

(Cl) De kranten te lezen … nog minder vrolijk makend

Lacht, is nu meer ontspannen en kan ook beter uit zijn woorden komen. Het gesprek is ongeveer vijftien minuten aan de gang.

(Th) Goed, dus u denkt eigenlijk dat uw leven er over een half jaar nog precies zal uitzien als nu. Als u nou eens zou mogen schetsen hoe een ideale situatie zou zijn?

(Cl) Heel eerlijk gezegd, ik hoop dat dat niet het geval is.

(Th) Dat u er dan niet meer bent.

(Cl) Precies. Daar zou ik geen enkel … ik kan het natuurlijk aan mijn huisarts vragen, maar die doet het niet. (…) Oh ja, ik weet zeker dat hij dan zegt: dan ben je bij mij aan het verkeerde adres. Dat is niet mogelijk. Het is mijn roeping en dan uh … is het mijn bedoeling altijd geweest om mensen, indien en zover mogelijk te … (*zoekt woorden*).

(Th) Genezen?

(Cl) Te genezen ja. Tenminste zo heb ik het gevoel gehad. Ik heb die ambitie nooit gehad.

Cliënt is mogelijk vergeten dat het gesprek over euthanasie al gevoerd is met de huisarts; hij probeert zich voor te stellen hoe hij denkt dat zijn huisarts zou reageren.

(Th) Dus u zou het wel willen, u zou wel willen dat er een arts kwam die uw leven actief zou beëindigen..

(Cl) Ik zou het niet … ik zou het niet tegenhouden.

(Th) Dat is nog weer net een beetje anders he? Hoe u het nu uitdrukt.

(Cl) Ik zou het niet tegenhouden, ik zou eigenlijk, ik zou er achter staan.

(Th) Ja? Als dat pilletje nu hier op tafel zou liggen?

(Cl) Dan lag het er al niet meer! Dan zat ik hier niet meer.

Het perspectief van de cliënt op verschillende wijzen verhelderen en onder woorden brengen. Ook door beeldend te maken wat hij verwoordt.

(Th) Zo duidelijk is dat wel voor u.

Nieuw perspectief toevoegen

(Th) We hebben nu twee toekomstscenario's besproken. Mag ik nog eens een ander scenario schetsen?

(Cl) Gaat uw gang (*wat onverstaanbare toevoegingen*)

(Th) Bent u het al zat, vermoeit het u?

(Cl) Nee, helemaal niet, het vermoeit me niet, ik zit prima, het is uw vak.

Rekening houden met beperkte fysieke en mentale belastbaarheid.

(Th) We hebben nu twee scenario's gehad, het eerste dat u nog een half jaar precies op dezelfde manier doorleeft …

(Cl) Terwijl dat voor mij niet nodig is.

(Th) Ja, dat zou een scenario kunnen zijn en een ander scenario is dat u dat pilletje neemt, dat u er niet meer bent, binnen afzienbare tijd. Als u nou eens een ander scenario voor zich ziet, waarin u een gelukkig half jaar tegemoet zou gaan, hoe zou dat er dan uitzien?

(Cl) Daar heb ik nou eerlijk gezegd nog nooit aan gedacht.

(Th) Kunt u uw fantasie daar eens op loslaten? Hoe een gelukkige periode er voor u uit zou kunnen zien? In deze fase van uw leven?

(Cl) Ja, … wat zou ik zeggen … (*lang stil, klein lachje*) … dat vind ik nou een ingewikkelde vraag. Ik heb er geen behoefte meer aan.

(Th) U kunt zich daar eigenlijk helemaal niets bij voorstellen? Bij een gelukkig leven op deze leeftijd?

(Cl) Nee, op deze leeftijd … nou ja, zonder die toestand met die dinges (*katheter*) dan zou ik dat wat anders vinden.

(Th) Dan zou u misschien nog wel weer … en wat zou u dan doen, hoe zouden uw dagen er dan uitzien?

(Cl) Ja, ik ben nu natuurlijk overal uitgestapt, uit het actieve leven … ik zou weer gaan golven waarschijnlijk.

(Th) U zou weer gaan golven …

(Th) En welke mensen zouden een rol spelen in uw leven?

(Cl) Ik weet niet … ik heb er gewoon niet zo'n behoefte meer aan …

(Th) Nee, u kunt het zich allemaal niet zo goed voorstellen.

(Cl) Nou laat ik zeggen, die oude vriendin van mij daar ga ik nog iedere maandag, neem ik haar mee naar een restaurant! (*enthousiast*)

De rest van het gesprek wordt besteed aan de rol die deze oude vriendin speelt in zijn leven en hij in het hare. Pas in dit gesprek en via een geduldige exploratie van verschillende toekomstperspectieven komt deze informatie uit zijn geheugen naar boven.

Vervolg van het gesprekscontact

In het verdere verloop van dit gesprek en de hierna volgende twee gesprekken is vooral ingezoomd op wat een gelukkig leven voor hem inhoudt. Zijn doodsverlangen is niet verdwenen, maar heeft een plaats gevonden als één van de gevoelens en standpunten die op dit moment in zijn leven een rol spelen. Met zijn kinderen en de huisarts is hij het gesprek aangegaan over de besluitvorming rondom de operatie en heeft hij leren aanvaarden dat dat gelopen is zoals het gelopen is. Ongeveer een half jaar na de eerste bemoeienis heeft het Ouderenexpertiseteam haar bemoeienis afgesloten en de bevindingen overgedragen aan familie, huisarts en wijkteam. Ook zij moeten leren de ambivalentie te verdragen: energie steken in iemand die er eigenlijk net zo lief niet meer zou zijn. Frank de Ruiter is van hoge leeftijd en heeft te maken met cognitieve stoornissen die hem belemmeren bij zijn denkprocessen. Een verminderde wendbaarheid in zijn denken maakt het lastiger om zijn situatie vanuit verschillende perspectieven te bekijken en strategieën te bedenken om het leven een positieve draai te geven. De herhaaldelijke uiting dat hij zich niet langer nuttig voelt, blijkt bij exploratie van verschillende toekomstscenario's minder sterk dan aanvankelijk gedacht. Al met al brengen de gesprekken met de psycholoog meer schakeringen aan in zijn verlangen naar de dood.

Tot besluit

Ouderenpsychologen kunnen constructief bijdragen aan hulpverlening rondom euthanasie bij dementie. Zij hebben kennis van de invloed van dementie op het denken, de beleving en de communicatie. De psycholoog onderzoekt het perspectief van de cliënt; hoe ziet cliënt het leven, de dood, wat wil de cliënt? In de gesprekken is de context duidelijk: de psycholoog (be) oordeelt de beleving niet, maar exploreert en helpt de cliënt de eigen belevingen, overtuigingen en gedachten te ordenen en te verwoorden. Waar mogelijk kan een therapeutisch perspectief gekozen worden door bijvoorbeeld niet-helpende gedachten uit te dagen. De psycholoog kan cliënt en behandelend arts helpen verkennen of er inderdaad 'geen andere redelijke oplossing' – één van de zorgvuldigheidseisen voor hulp bij levensbeëindiging or euthanasie bij dementie – mogelijk is, met andere woorden of er ruimte is voor verbetering van de situatie of voor een andere kijk op de toekomst. Kennis van de dynamiek in het gezinssysteem en andere sociale systemen wordt meegenomen in de psychologische behandeling. De mening van verwanten en van de samenleving kan de overtuigingen van mensen met cognitieve beperkingen beïnvloeden, bijvoorbeeld in het gevoel anderen tot last te zijn of 'geen enkel nut meer' te hebben. Vaak is het ook de vraag of betrokken dierbaren zelf het vermeende ondraaglijke lijden kunnen verdragen. Ook is het van belang om na te gaan welke beelden mensen hebben van het leven met dementie en hoe realistisch die zijn. Het geven van genuanceerde voorlichting over hoe (andere) mensen met dementie hun leven ervaren kan de roep om euthanasie doen verminderen.

Een niet-oordelende houding in het gesprekscontact is een kunde, zeker bij thema's die met negatieve beeldvorming omgeven zijn zoals ouderdom en dementie. Vakkundige gesprekstechnieken kunnen helpen ambivalentie bloot te leggen en te aanvaarden. Het doel van psychologische behandeling is uiteindelijk niet het voorkómen of toetsen van de wens tot euthanasie, maar de cliënt de kans geven zijn innerlijke overtuigingen te verwoorden en onderzoeken.

Literatuur

Albrecht, G. L., & Devlieger, P. (1999). The disability paradox: high quality of life against all odds. *Social Science & Medicine, 48*, 977–988.

Boer, M. E. de, Dröes, R. M., Jonker, C., Eefsting, J. A., & Hertogh, C. M. P. M. (2010). De beleving van beginnende dementie en het gevreesde lijden. *Tijdschrift voor Gerontologie en Geriatrie, 41*, 194–203.

Gezondheidsraad. (2002). *Dementie.* Den Haag: Gezondheidsraad (publicatie nr. 2002/2004).

Heeringen, K. van, & Kerkhof, A. (2008). Depressie en Suicidaliteit. In J. Huyser, A. H. Schene, B. Sabbe, & P. Spinhoven (red.), *Handboek depressieve stoornissen* (pag. 317–330). Utrecht: De Tijdstroom.

Hertogh, C. M. P. M., Droes, R. M., & Boer, M. E. de (2006). Dementie sluit praten over euthanasie niet uit. *Medisch Contact, 1,* 15–17.

Koninklijke Nederlandsche Maatschappij tot bevordering der Geneeskunst. (2011). *De rol van de arts bij het zelfgekozen levenseinde.* Utrecht: KNMG.

Koninklijke Nederlandsche Maatschappij tot bevordering der Geneeskunst. (2012). *KNMG: een nadere uitleg van het standpunt Euthanasie.* Utrecht: KNMG.

Mes, R. (2006). De dreiging van dementie. *Geron, Tijdschrift over ouder worden en samenleving, 8*(3), 11–13.

Smalbrugge, M., Jongenelis, L., Pot, A. M., Eefstaing, J. A., Ribbe, M. W., & Beekman, A. T. F. (2006). Incidence and outcome of depressive symptoms in nursing home patients in the Netherlands. *American Journal of Geriatric Psychiatry, 14,* 1069–1076.

The Australian Psychological Society Ltd. (2008). *Psychological Perspectives on euthanasia and the terminally ill.* An APS-discussion Paper prepared by a working group of the Directorate of Social issues. The Australian Psychological Society Ltd.

Verlinde, L. (2010). De dood als uitkomst? Omgaan met suïcidaliteit en doodsgedachten bij ouderen. In A. J. M. F. Kerkhof & B. van Luyn (red.), *Suïcide preventie in de praktijk* (pag. 313–329). Houten: Bohn Stafleu van Loghum.

Vosselman, M., & Hout, K. van (2013). *Zingevende gespreksvoering. Helpen als er geen oplossingen zijn.* Amsterdam: Uitgeverij Boom Nelissen.

Wijngaarden, E. J. van, Leget, C. J. W., & Goossensen, A. (2015). Ready to give up on life: The lived experience of elderly people who feel life is accomplished and no longer worth living. *Social Science and Medicine, 138,* 257–264.

Aanbevolen

Vosselman, M., & Hout, K. van (2013). *Zingevende gespreksvoering. Helpen als er geen oplossingen zijn.* Amsterdam: Uitgeverij Boom Nelissen.

Website

▶ www.pratenovergezondheid.nl/dementie. De Stichting Praten over gezondheid is opgericht vanuit de gedachte dat ervaringen van anderen helpen bij het omgaan met ziekte. Op deze website vertellen mensen met dementie en hun naasten over hun ervaringen.

Stoppen met eten en drinken

Sterven in eigen regie?

Dick Elzenga

M. Vink et al. (Red.), *Klaar met leven?*, DOI 10.1007/978-90-368-1094-4_4,
© 2016 Bohn Stafleu van Loghum, onderdeel van Springer Media BV

Kernboodschappen

- Bewust afzien van eten en drinken wordt niet als zelfdoding beschouwd maar als gebruikmaking van het recht op zelfbeschikking, meer in het bijzonder het recht om zorg te weigeren.
- De KNMG concludeert dat bewust stoppen met eten en drinken bij ouderen tot een waardig levenseinde kan leiden, mits goede palliatieve zorg wordt verleend.
- Ongeveer de helft van de mensen die dit traject kiezen doen dit na een niet ingewilligd euthanasieverzoek; anderen kiezen ervoor vanwege een aversie tegen medicalisering van de dood, principiële bezwaren tegen euthanasie of behoefte aan eigen regie.
- Bij de redenen om te stoppen met eten en drinken worden diverse mogelijk beïnvloedbare factoren gevonden, zoals somberheid, pijn, angst, eenzaamheid of gevoelens een ander tot last te zijn.
- Een op de zes personen komt terug op de beslissing te stoppen met eten en te drinken, omdat zij toch weer verder willen leven òf bemerken dat dit voor hen geen begaanbare weg is.

De laatste jaren wordt in de publieke discussie veel aandacht besteed aan keuzes rondom het levenseinde. Zo is er maatschappelijke discussie over de toepassing van de zorgvuldigheidscriteria bij euthanasieverzoeken. Ook is er debat over grenzen aan behandeling bij terminaal zieke patiënten. Daar zijn maatschappelijke consequenties aan verbonden. Hoeveel mag bijvoorbeeld een gewonnen levensjaar kosten? Wie bepaalt/betaalt dat? In hoeverre speelt de kwaliteit van leven hierbij een rol? Wat is zinvol c.q. zinloos medisch handelen?

Er zijn ook discussies waarbij een meer persoonlijke invalshoek speelt. Voorbeelden hiervan zijn vragen rondom het vrijwillig levenseinde bij mensen die hun leven als voltooid beschouwen. Zij voelen zich zogenaamd 'klaar met het leven', en zouden graag de mogelijkheid hebben om op een nette manier uit het leven te stappen. Het burgerinitiatief 'Uit vrije wil' maakte zich hard voor dit recht. In het boek 'Uitweg' schrijven ouderenpsychiater Boudewijn Chabot en journalist Stella Braam op een integere wijze over deze problematiek (Chabot en Braam 2010). Zij belichten een aantal manieren waarop mensen weloverwogen zelf een eind aan hun leven kunnen maken. Het is duidelijk dat dit allemaal niet zo eenvoudig is, en misschien zou je kunnen zeggen dat dat ook maar goed is. In het kielzog van dit boek is de dvd 'Sterven in eigen regie' uitgekomen. Hier vertellen nabestaanden hoe zij de diverse wegen waarbij een dierbare zelf een eind aan het leven maakte van dichtbij hebben beleefd. Een van deze wegen is het bewust stoppen met eten en drinken, in de medische praktijk ook wel aangeduid met de afkorting STED. Dit is een weg waar ouderen soms voor kiezen om het overlijden te bespoedigen, en hangt nogal eens samen met een afgewezen euthanasieverzoek. Bewust afzien van eten en drinken is een ingrijpende keuze voor de oudere zelf, diens dierbaren en betrokken zorgverleners.

Dit hoofdstuk gaat in op stoppen met eten en drinken als bewuste keuze om het overlijden te bespoedigen. Daarbij komt aan de orde wat de verschillen zijn met stoppen met eten en drinken om andere redenen, en in hoeverre bewust stoppen met eten en drinken verschilt van zelfdoding. Ook zal ik beschrijven wat er bekend is over de redenen om te kiezen voor bewust afzien van eten en drinken, hoe vaak het gebeurt en hoe het beloop is. Vanuit de verwachting dat hulpverleners deze situatie steeds meer tegen gaan komen, constateerde de KNMG in 2011 dat artsen beter bekend moesten worden met het begeleiden van patiënten die bewust afzien van eten en drinken (KNMG 2011). Deze constatering heeft geleid tot verschijning van de handreiking 'Zorg voor mensen die bewust afzien van eten en drinken om het levenseinde te bespoedigen' (KNMG en V&VN 2014), die het proces beschrijft vanaf het moment dat de beslissing is genomen. Voor dit hoofdstuk fungeert deze handreiking als een belangrijke bron van informatie. Maar vooral wil ik aan de hand van een casus een beeld schetsen uit de praktijk en een aantal aandachtspunten en dilemma's laten zien.

Casus: 89 jaar en vastbesloten

Mevrouw Van Toorn wordt op 89-jarige leeftijd met een bovenbeenfractuur ter revalidatie in ons verpleeg- en behandelcentrum opgenomen. De breuk zit vlak boven haar kunstknie en ook haar osteoporose heeft het lastig gemaakt om met de schroeven grip te krijgen in haar bot. Het gevolg is dat zij haar been gedurende ten minste drie maanden niet mag belasten. Onder het gips zit een wond op het onderbeen die slechts via een luikje in het gips benaderbaar is. Op verzoek van de orthopeed wordt de wondbehandeling wekelijks in het ziekenhuis gedaan. Van belang voor de vooruitzichten op herstel is dat de patiënte doorbloedingsstoornissen aan dat been heeft, waarvoor zij al eens gedotterd is. Verder vermeldt de medische voorgeschiedenis een open beenwond, tweemaal een nieuwe heup na een fractuur door een valpartij, een polsfractuur en een nieuwe knie.

Mevrouw Van Toorn is een kwieke tengere dame. Zij was in het verleden verpleegkundige en was ook jarenlang directrice van een zorginstelling. Zij vertelt met genoegen hoe zij tot twee jaar geleden nog heeft kunnen autorijden en samen met een vriendin regelmatig her en der theatervoorstellingen en concerten bezocht. Twee jaar geleden heeft zij de auto aan de kant moeten doen. Daarna reisde zij per trein het hele land door. Zij heeft het heel vervelend gevonden dat zij afhankelijk werd van hulp van anderen toen zij – door een verminderde mobiliteit met onzeker lopen en ook valincidenten – niet meer veilig zelf in de trein kon stappen. Ze vertelt dat zij een poging heeft gedaan om van tevoren telefonisch te regelen dat een NS-medewerker voor haar klaar zou staan om haar de trein in te helpen, want zij wilde niet afhankelijk zijn van een toevallige medereiziger. Kortom, het is een vrouw met een duidelijke behoefte aan onafhankelijkheid en eigen regie. De laatste tijd lukte het haar niet meer om zelfstandig met de trein te reizen. Zij woont in een seniorenwoning. Voordat ze haar been brak kon ze nog langzaam wat lopen met een rollator, redde ze zich zelfstandig bij het wassen en kleden, maar had ze wel huishoudelijke hulp. In het verpleeghuis stelt zij een gesprek altijd erg op prijs en is ze geïnteresseerd in het wel en wee van het personeel. Ze is heel plezierig in het contact.

Enkele weken na opname komt er een vieze geur onder het gips vandaan. Ze wordt naar het ziekenhuis gestuurd voor een gipswissel en een bezoek aan de dermatoloog. In de weken die volgen gaat de wond verder achteruit. Er wordt een afneembare gipsspalk aangemeten waarna de wondverzorging ook in het verpleeghuis kan worden gedaan. Het onderbeen is volkomen ontveld, en het oppervlak van de wond is nattig en roodpaars verkleurd. De verbandwissels zijn belastend. Wekelijks komt ze ook nog bij de dermatoloog. Ondanks al deze inspanningen treedt er geen verbetering op.

Als ik op verzoek weer eens bij de verbandwissel aanwezig ben, maakt ze een ontredderde indruk en is het duidelijk dat ze veel pijn heeft. Haar zus die aanwezig is, geeft aan dat het zo toch niet langer kan en dat de patiënte niet meer verder wil leven. Deze boodschap overrompelt mij wel wat omdat ik al die tijd veel contact met de patiënte heb gehad en zij nooit een doodswens heeft geuit. Bij een gesprek later die ochtend bevestigt de patiente dat zij niet meer verder wil leven en euthanasie wil. Zij vertelt dat zij moedeloos wordt van enerzijds de pijnklachten bij de verbandwissel, maar ook van het recidiverende karakter van de wond. Ook thuis was de wond al een aantal malen zo fors in omvang geweest. In combinatie met haar toenemende afhankelijkheid en onzeker herstel van het been, wordt haar situatie door haar als uitzichtloos lijden beleefd. Zij vertelt verder dat zij deze doodswens thuis wel vaker heeft gehad. Ik geef aan dat ik haar signaal zeer serieus neem. We spreken betere pijnstilling af bij de wondverzorging en ik overleg in samenspraak met de patiënte met de dermatoloog of hij haar samen kan zien met de vaatchirurg om in ieder geval mee te kunnen wegen of er nog beensparende vaatchirurgische opties zijn. Hiermee hoop ik duidelijkheid te krijgen op de vraag hoe uitzichtloos het terugkerende wondprobleem aan de benen is. De vaatchirurg adviseert een antibiotische behandeling en tegen ieders verwachting in knapt het been toch op. De verbandwissels worden minder pijnlijk en patiënte geeft in gesprek aan dat ze blij is dat ze nog leeft. Ik ben opgelucht. De nieuwe huid is wel zeer dun en kwetsbaar.

Tien dagen later wordt zij getroffen door een CVA waarna zij enigszins apraktisch en dysartrisch wordt. Zij is daar zelf vrij laconiek onder en lijkt zich vooral te verwonderen over hoe anders en onhandig alles nu gaat. Tot overmaat van ramp ontstaat vier dagen daarna in één nacht een nieuwe ontvelling van haar onderbeen. Bij een kort bezoek om de wondbehandeling af te spreken uit zij weer een doodswens. Ik geef haar aan dat ik de vraag invoelbaar vindt en dat ik de volgende dag serieus met haar over de mogelijkheden voor euthanasie in gesprek zal gaan. Zij meldt op dat moment zelf nog dat ze wel eens gehoord heeft dat er ook mensen zijn die stoppen met eten en drinken, en vraagt mij of dat te doen is. Ik vertel dat er mensen zijn die dat tot een goed einde brengen mits zij voldoende gemotiveerd zijn. Ook vertel ik dat als in het (verdere) verloop van het traject lichamelijke klachten of klachten van uitputting ontstaan, er door de arts ter verzachting maatregelen getroffen kunnen worden. De volgende dag als ik bij haar kom voor het gesprek (op een vrijdag) blijkt dat zij al een beslissing heeft genomen: zij wil gaan stoppen met eten en drinken en wil daar eigenlijk meteen mee beginnen! Omdat een en ander uiteraard veel onrust en onbegrip kan geven bij familie en afdelingsteam spreken de patiënte en ik af dat er een gesprek zal volgen met haar zus erbij over het te verwachten beloop en interventiemogelijkheden. Diezelfde ochtend wordt er op de afdeling met het aanwezige team, de afdelingsarts en de geestelijk verzorger gesproken over de wens van de patiënte en de motivatie van haar besluit. Wij betrekken daar ook het huishoudelijk personeel van die afdeling bij. Met de patiënte wordt verder afgesproken om op zijn vroegst op zondag te beginnen, zodat het traject door de eigen arts kan worden begeleid, en er niet meteen in het weekend onrust zal ontstaan. Wij spreken af dat als de patiënte gestart is, er alleen eten en drinken op uitdrukkelijk verzoek van de patiënte zal worden aangeboden.

Bewust stoppen met eten en drinken

Definitie en afbakening

De omschrijving 'bewust afzien met eten en drinken om het levenseinde te bespoedigen' gaat uit van een keuze die door de persoon zelf en bewust wordt gemaakt. Hieronder wordt ook verstaan het bewust afwijzen van eten en drinken dat wordt aangereikt, en het afwijzen van kunstmatige toediening van voedsel en vocht. Bewust afzien van eten en drinken om het levenseinde te bespoedigen is niet hetzelfde als het geleidelijk minder innemen van eten drinken als onderdeel van een terminaal ziekteproces of als gevolg van ouderdom, omdat dit geen actieve keuze van de patiënt is. Bij bewust stoppen met eten en drinken hebben we het dus niet over wat we wel aanduiden met de term 'versterven': de situatie waarin bijvoorbeeld patiënten met voortschrijdende dementie steeds minder eten doordat zij geen honger of dorstprikkel meer hebben, niet meer weten hoe ze moeten slikken of niet meer begrijpen wat de betekenis is van het eten in de mond. We hebben het ook niet over het zogenaamde anorexie/cachexie syndroom: een situatie waarbij bij ernstig zieke mensen de stofwisseling ontregeld raakt en de eetlust wegvalt. Het overlijden wordt dan dus niet veroorzaakt doordat zij steeds minder gaan eten, maar deze patiënten eten steeds minder omdat zij gaan overlijden.

Bewust afzien van eten en drinken wordt niet als zelfdoding beschouwd, maar als gebruikmaking van het recht op zelfbeschikking, meer in het bijzonder het recht om zorg te weigeren. Juridisch gezien is hulp bij zelfdoding strafbaar, terwijl hulp bij stoppen met eten en drinken wordt gezien als goede palliatieve zorg. Het overlijden na stoppen met eten en drinken wordt gezien als een natuurlijke dood en hoeft dan ook niet te worden gemeld bij de gemeentelijk lijkschouwer. Een groot verschil is ook dat er bij stoppen met eten en drinken bedenktijd is en het traject samen met anderen wordt volbracht.

Verschillen met zelfdoding

Bewust afzien van eten en drinken kan als zelfdoding worden opgevat. De commissie benadrukt echter dat bewust afzien van eten en drinken en zelfdoding niet aan elkaar kunnen wordt gelijkgesteld, omdat er relevante verschillen kunnen zijn. Zelfdoding wordt geassocieerd met een actieve, gewelddadige, eenzame en vaak impulsieve daad. Met bewust afzien van eten en drinken probeert de patiënt het levenseinde te bespoedigen. Dat is een keuze voor de dood, maar verschilt, ook in juridisch opzicht, essentieel van zelfdoding. Het bewust afzien van eten en drinken kan vergeleken wordt met het weigeren van antibiotica, beademing of palliatieve chemotherapie waardoor het overlijden volgt. Dat wordt niet als zelfdoding beschouwd, maar als gebruikmaking van de patiënt van zijn zelfbeschikking, meer in het bijzonder het recht om zorg te weigeren. Dat kan resulteren in (bespoediging van) het levenseinde, maar is daarmee niet op een lijn te plaatsen met zelfdoding.

Bewust afzien van eten en drinken is meestal een proces waarbij de naasten (en ook de hulpverleners) betrokken worden in de voorbereiding en begeleiding. Een essentieel verschil met zelfdoding is dat een patiënt die bewust afziet van eten en drinken in de begin- en middenfase op dat besluit kan terugkomen. De kern is dat de patiënt geen toestemming geeft voor het verlenen van levensverlengende zorg (inclusief het aanbieden van eten en drinken en het kunstmatig toedienen van voeding en vocht), maar wel voor verlichting van de klachten. Het weigeren van behandeling is een recht dat de patiënt toekomt, ook als daarmee het levenseinde wordt bespoedigd.

Bron: KNMG en V&VN 2014, pag. 40

Enkele cijfers

Over hoe vaak het bewust afzien van eten en drinken nu eigenlijk plaatsvindt in Nederland verschillen de cijfers. Chabot deed een onderzoek onder nabestaanden van overledenen en kwam zo tot een frequentie van ongeveer 2.800 keer per jaar (Chabot 2007). Van der Heide en collega's (2012a) deden onderzoek onder artsen over sterfgevallen in 2010 en kwamen tot een aanzienlijk lagere frequentie van 600 keer per jaar. Mogelijk is dit verschil te verklaren doordat nabestaanden het stoppen met eten en drinken ten onrechte als *bewust* stoppen met eten en drinken hebben beschouwd. Anderzijds is het mogelijk dat niet alle artsen goed op de hoogte waren van het bewust stoppen of verminderen van eten en drinken bij hun patiënt. De waarheid zal dus wel in het midden liggen. De meeste mensen die beginnen met bewust stoppen met eten en drinken zijn 70-plussers. Dit traject wordt nadrukkelijk afgeraden bij mensen die jonger zijn dan 60 jaar en geen levensbedreigende ziekte hebben, omdat dat een langdurig en moeizaam proces kan worden.

Uit de tweede evaluatie van de Wet toetsing levensbeëindiging op verzoek en hulp bij zelfdoding (Heide et al. 2012b) blijkt dat artsen vrij veel ervaring hebben met patiënten die bewust afzien van eten en drinken. Bijna 50 % van de artsen (45 % van de huisartsen, 57 % van de specialisten ouderengeneeskunde en 42 % van de medisch specialisten) gaf aan dat zij er ervaring mee hadden. Bijna de helft van de artsen met ervaring vindt dat dit een goed alternatief voor euthanasie kan zijn. Een kwart van de artsen had zelf wel eens deze mogelijkheid ter sprake gebracht. Bij een onderzoek onder hospiceverpleegkundigen (Ganzini et al. 2003) beoordeelde ruim 90 % het stervensproces van de patiënten die bewust waren gestopt met eten en drinken om het levenseinde te bespoedigen 'vredig'. 8 % van de verpleegkundigen beoordeelden het echter niet als een goed traject vanwege pijn of ander lijden.

In het KNMG-standpunt 'de rol van de arts bij het zelfgekozen levenseinde' (2011) wordt de conclusie getrokken dat stoppen met eten en drinken tot een waardig levenseinde kan leiden, mits goede palliatieve zorg wordt verleend. Maar men wijst in dit standpunt ook op het feit dat het huidige wettelijke kader voor euthanasie en de invulling van het begrip lijden breder is dan veel artsen denken en toepassen. Hierin schuilt dus het gevaar dat patiënten die mogelijk wel aan de wettelijke zorgvuldigheidscriteria voor euthanasie voldoen, ten onrechte euthanasie wordt geweigerd en hierdoor misschien onnodig – en wellicht niet gemotiveerd voor deze weg – aan het traject van stoppen met eten en drinken beginnen.

Redenen om te stoppen met eten en drinken

Uit onderzoeken van Chabot (2007) en van der Heide et al. (2012a) kwam naar voren dat ongeveer 50 % van de mensen die bewust afzagen van eten en drinken, dit deden na een niet ingewilligd euthanasieverzoek. Chabot heeft het dan ook steevast over 'zelfeuthanasie'. Niet iedereen die een euthanasiewens heeft is echter voldoende gemotiveerd om het levenseinde te bespoedigen via een traject van stoppen met eten en drinken. Dit wordt treffend beschreven in een artikel van Van Aarnhem (2011), waarin een 90-jarige patiënte na een mislukte poging tot zelfdoding en een afgewezen euthanasieverzoek door haar huisarts wordt geattendeerd op de mogelijkheid om te stoppen met eten en drinken. Het blijkt voor haar een kwelling om niet te drinken en bovendien duurt het traject haar veel te lang. Dit leidt tot voor alle betrokkenen complexe situaties, bijvoorbeeld als de patiënte uitroept: 'ik wil dood en ik wil drinken!' Een op de zes personen komt terug op de beslissing te stoppen met eten en te drinken (KNMG en V&VN 2014). Het kan enerzijds zijn dat zij toch weer verder willen leven, maar het kan ook zijn dat het stoppen met eten en drinken voor hen geen begaanbare weg is. Sommige mensen kiezen voor stoppen met eten en drinken omdat zij een aversie hebben tegen medicalisering van de dood, of principiële bezwaren hebben tegen euthanasie en zelf de regie willen houden.

Een overzicht van inhoudelijk redenen om het levenseinde te bespoedigen is weergegeven in ▣ tab. 4.1. Ruim de helft van de mensen die bewust afzagen van eten en drinken noemt een somatische reden, zoals zwakte of vermoeidheid, pijn, ademnood of angst om te stikken. Ruim een derde noemt de toegenomen afhankelijkheid als een van de redenen of het gevoel anderen

◼ **Tabel 4.1** Redenen voor patiënten om het levenseinde te bespoedigen door te stoppen met eten en drinken. (Bron: Chabot 2007 en Heide et al. 2012a)

	Chabot 2007	Van der Heide et al. 2012a
somatisch		
zwakte of vermoeidheid	53 %	58 %
pijn	38 %	17 %
ademnood/angst om te slikken	10 %	9 %
afhankelijkheid		
afhankelijkheid	38 %	33 %
anderen tot last zijn	22 %	15 %
invaliditeit (bedlegering/blind)	23 %	31 %
verlies van waardigheid	56 %	28 %
demoralisatie		
geen doel in het leven hebben	43 %	38 %
eenzaamheid	11 %	26 %
deprerssief/somber	10 %	13 %
beheersing van het sterven		
voltooid leven	59 %	40 %
verlies van regie	25 %	26 %

tot last te zijn. Ongeveer 40 % benoemt demoralisatie (geen doel meer hebben, eenzaamheid, somberheid) en de helft benoemt de behoefte aan beheersing van de tijd en plaats van het sterven of behoud van regie als motivatie.

Rechten en Plichten

De patiënt heeft het recht te kiezen voor stoppen met eten en drinken. De arts heeft een zorgplicht en moet handelen als een goed hulpverlener, ook als hij het oneens is met het besluit van een patiënt of als de gezondheidsproblemen (lees: lichamelijke klachten) voortkomen uit de keus van de patiënt. Bij gewetensbezwaren bij zorgverleners kan de zorg worden overgedragen, maar zal de zorg wel verleend moeten worden tot het moment van overdracht.

De KNMG is in 'De rol van de arts bij het zelfgekozen levenseinde' helder: ze stelt dat iedere arts serieus hoort in te gaan op patiënten die een doodswens hebben, ook als deze wens bijvoorbeeld voorkomt uit de beleving dat het leven voltooid is (KNMG 2011). Hulpverleners hebben de professionele plicht om het gesprek aan te gaan en de hulpvraag van de patiënt te exploreren. In dat gesprek verkent de hulpverlener de gevoelens, ideeën en overwegingen van de patiënt. Tijdens deze exploratie besteedt de hulpverlener onder andere aandacht aan het bestaan van een depressie. De patiënt heeft echter het recht af te zien van diagnostiek en behandeling van een (eventuele) depressie. Dit recht ontslaat de hulpverlener niet van de plicht om te blijven handelen als een goed hulpverlener tijdens het proces van afzien van eten en drinken.

Uiteraard moet de arts de patiënt informeren over zijn medische toestand, de prognose en de behandelopties, volgens de Wet op de geneeskundige behandelingsovereenkomst (Wgbo). De arts kan stoppen met eten en drinken eventueel zelf ter sprake brengen, maar mag er niet expliciet toe aanzetten. De zorg bij stoppen met eten en drinken wordt gezien als een vorm van palliatieve zorg.

Fases in het proces

Bij het stoppen met eten en drinken kunnen vier fases worden onderscheiden, die alle vier nader zullen worden toegelicht. Er is een voorbereidende fase, een beginfase van 3–4 dagen waarbij met name dorstgevoelens een probleem kunnen zijn, een middenfase waarin meer risico is op delier en pijnklachten, en een stervensfase.

Voorbereidende fase

In de voorbereidende fase is het vooral belangrijk om met de betrokkenen de verwachtingen goed door te spreken. Er kan aandacht worden besteed aan een wilsverklaring en het vastleggen van afspraken (mondverzorging, hoe om te gaan met pijn, dorst, delier). De medicatie moet gesaneerd worden. Het moet duidelijk zijn wie de wettelijke vertegenwoordiger is. De mogelijkheid van de patiënt om op het besluit terug te komen moet uitdrukkelijk worden benoemd. Daarbij is aandacht nodig voor het onderscheid tussen een bewuste keuze om weer te gaan drinken, omdat de patiënt niet meer dood wil of toch concludeert dat deze weg voor hem niet begaanbaar is, en de situatie waarin een patiënt vanuit een delier kan vragen om drinken. De frequentie van bezoek en bereikbaarheid van (thuis)zorg en arts moeten worden afgesproken. Afspraken over de overdracht moeten duidelijk zijn. Ook moet worden gesproken over de mogelijkheid van palliatieve sedatie als het traject te zwaar wordt of bij een onbehandelbaar delier. Over het algemeen zal een urinewegkatheter veel rust kunnen brengen – de productie van vocht in het lichaam gaat als gevolg van vetverbranding nog wel door.

Beginfase

In de beginfase (3–4 dagen) kunnen dorstgevoelens bestaan die over het algemeen met goede mondverzorging goed dragelijk kunnen worden gehouden. De familie kan hierbij ook een rol spelen. Bij ouderen is er vaak sowieso al sprake van een verminderde dorstsensatie. Mondverzorging kan op verschillende manieren plaatsvinden. Aanvankelijk kan er nog geprobeerd worden de speekselafscheiding te stimuleren met suikervrije kauwgum. De mond kan worden verfrist met een kleine plantenspuit, een half blokje ijs in een gaasje of speeksel vervangende producten, zoals Saliva Orthana spray of Biothene Oral Balance gel. Mondverzorging met een zacht vochtig doekje of een zachte kindertandenborstel is belangrijk, ook om een schimmelinfectie in de mond te voorkomen. De honger verdwijnt in het algemeen na drie dagen. Het lichaam maakt endorfines aan bij vasten, die verlichtend werken. Men moet zich ervan bewust zijn dat dit mechanisme wordt verstoord als er nog glucose wordt ingenomen, zoals bij het drinken van kleine beetjes frisdrank of vruchtensap. In deze fase kan het handig zijn om slaapmedicatie in eigen beheer te geven.

Middenfase

De middenfase zal 1–2 weken duren, afhankelijk van hoe drastisch er gestopt wordt met eten en drinken. Inname van 50cc vocht per dag kan al duidelijk verlenging geven van het traject. Er ontstaat toenemend een situatie van uitdroging, hetgeen terug te zien is in nierfunctiestoornissen. Doordat zich afvalstoffen stapelen die normaliter worden uitgeplast, worden mensen wat suffer. Dit geeft een verzachtend effect. In deze fase kan zich een delier ontwikkelen, dat vanwege het progressieve karakter van de uitdroging vaak niet voldoende meer reageert op Haldol. Vaak moet bij een onbehandelbaar delier of bij uitputting tot palliatieve sedatie worden overgegaan.

Stervensfase

De stervensfase is de fase waarin de dood zich onafwendbaar aandient en de patiënt naar verwachting binnen enkele dagen zal overlijden. Deze fase onderscheidt zich niet van een normaal overlijden. De helft van de mensen overlijdt binnen 13 dagen na het stoppen met eten en drinken, ongeacht de aard van de onderliggende ziekte. Eigenlijk iedereen die zich kan houden aan het stoppen met eten en drinken overlijdt binnen 18 dagen.

Aandachtspunten en dilemma's

Een patiënt wil niet meer verder leven en overweegt of kondigt aan te gaan stoppen met eten en drinken. Wat kunnen voor de zorgverlener argumenten zijn die ervoor pleiten om deze wens te respecteren? Hoe het traject ook eindigen zal, de start zal altijd bestaan uit een zorgvuldige verkenning van de gedachten, emoties en behoeften die aan het voorgenomen besluit ten grondslag ligt. Het is geen eenvoudige opgave zo'n verkenning vanuit een open, niet-oordelende houding te voeren.

Normen en waarden

Lastig bij dit soort kwesties kan zijn dat de zorgverlener enerzijds zijn eigen normen en waarden heeft, maar dat die niet hoeven overeen te stemmen met de normen en waarden van de patiënt. Bij een ethisch probleem is er meestal een conflict van waarden. Enerzijds is de norm dat we een open houding richting de patiënt willen hebben. We willen empathisch zijn, goed doen, niet schaden, in principe voor genezing gaan en als dat niet meer kan: goede stervensbegeleiding bieden. Andere belangrijke waarden zijn respect voor autonomie/vrijheid, maar ook vechten tegen de dood (eerbied voor het leven, zorgplicht). Daarbij is er ook nog een juridisch kader (wat mag wettelijk wel en wat mag niet), dat ruimer of juist beperkter kan zijn dan de eigen normopvatting. Het is belangrijk dat de arts goed onderkent of hij bijvoorbeeld een verzoek om euthanasie afwijst op basis van zijn eigen normen en waarden of op basis van het juridische kader. In het eerste geval zou immers een verwijzing naar een andere arts tegemoet kunnen komen aan de wens van de cliënt. Hiermee wordt voorkomen dat patiënten met een euthanasiewens die aan de wettelijke zorgvuldigheidscriteria voor euthanasie voldoen, zich toch genoodzaakt zien om aan het traject van stoppen met eten en drinken beginnen.

Motivatie en vertrouwen

Het is duidelijk dat het stoppen met eten en drinken meestal geen kort en snel traject is. De praktijk leert dat het wel te doen is, mits de patiënt voldoende gemotiveerd is en de nodige palliatieve ondersteuning wordt geboden. Een voorwaarde is dat het bij de patiënt past. Veel van de mensen die ervoor kiezen, hechten veel belang aan hun eigen regie. De patiënt moet het als een voor hem haalbaar traject zien en het moet de omgeving duidelijk zijn dat de patiënt dit traject ook echt wil. Het is belangrijk dat er over en weer vertrouwen is. De patiënt moet vertrouwen hebben in het feit dat de behandelaar hem zal ondersteunen en de situatie zal verzachten als het te zwaar wordt. Anderzijds moet de arts ook vertrouwen kunnen hebben dat dit traject door deze patiënt tot een goed einde kan worden gebracht. Een patiënt die bijvoorbeeld na een dag aangeeft dat het niet meer te doen is, is waarschijnlijk niet geschikt voor dit traject en zou ervan moeten afzien.

Afwendbare doodswens?

Een belangrijke vraag is hoe om te gaan met mensen die stoppen met eten en drinken waarbij mogelijk een (behandelbare?) depressie speelt. Een patiënt ervaart zijn situatie als ondraaglijk en ziet de dood als enige uitweg. Maar hoe onafwendbaar is die doodswens voor de patiënt? Het zal dan voor de behandelaar uitmaken of er nog reële behandelopties lijken te zijn. Daarbij is het duidelijk dat iemand die voor het eerst een depressie heeft, mogelijk meer te bieden is dan iemand die al zijn halve leven bij de psychiater onder behandeling is zonder afdoende succes. In het overzicht van redenen om te stoppen met eten en drinken zien we naast somberheid/ depressie diverse andere mogelijk beïnvloedbare factoren, zoals pijn, angst (voor incontinentie, om te stikken, voor regieverlies), eenzaamheid of gevoelens een ander tot last te zijn. Dit benadrukt het belang van zorgvuldige exploratie vooraf, zoals ook de Handreiking van de KNMG en V&VN (2014, pag. 12) stelt:

» Het bespoedigen van het levenseinde door af te zien van eten en drinken is voor mensen en hun omgeving een ingrijpende keuze. Hulpverleners hebben de taak om de zorgen, angsten en het verdriet te exploreren, die ten grondslag liggen aan het voorgenomen besluit. Het is denkbaar dat de mens in die exploratie tot een andere keuze komt. «

Palliatieve sedatie?

Een andere vraag kan zijn hoe tijdens het traject de roep om drinken te interpreteren. Gebeurt dat in het kader van een delier? Of wil iemand aangeven dat hij toch wil leven? Wil iemand aangeven dat het traject voor hem te zwaar is? Hoe ga je daarmee om als je niet zeker weet of iemand op dit punt nog wilsbekwaam is? Hoe snel kan een patiënt vragen om sedatie als het hem te zwaar wordt, wordt het dan geen verbloemde euthanasie? Is euthanasie nog mogelijk als het allemaal te lang gaat duren, bijvoorbeeld bij relatief jonge mensen?

Emoties van betrokkenen

Het traject van stoppen met eten en drinken zal niet vaak in eenzaamheid tot een goed einde worden gebracht. Er zullen altijd betrokkenen moeten zijn voor steun en goede zorg. Familie en dierbaren spelen een cruciale rol bij de zorg en begeleiding en als intermediair tussen patiënt en arts. Zij moeten goed worden begeleid. Ambivalentie, schuldgevoelens, onbegrip of verzet van de naasten maken het proces voor alle betrokkenen veel moeilijker. De zorg voor een patiënt die stopt met eten en drinken kan ook voor de professionele zorgverleners en betrokken vrijwilligers belastend zijn. Dit vraagt om aandacht voor de emoties van alle betrokken hulpverleners tijdens en na afloop van het proces.

Terug naar de casus

Hoe ging het verder met mevrouw Van Toorn? Nadat we haar beslissing hadden doorgesproken met haar zus, maakte ze een opgeluchte indruk. Ze sprak veel en open met de aan haar toegewezen verzorgende. Op zondag stopte zij vrij radicaal met al het eten en drinken. Zij spoelde haar mond met water en was heel precies in het weer uitspugen van het water. In tweede instantie had zij veel baat bij de gel die in haar mond werd aangebracht. Extra aandacht werd er besteed aan de verzorging van haar gebit. Zij kon op die manier het dorstgevoel acceptabel houden. Zij had slaapmedicatie voor zo nodig. Op de donderdag ging zij duidelijk achteruit. Ze was wel tevreden. Haar zus vroeg of zij nu ook gesedeerd kon worden, maar de patiënte gaf aan dat ze nog geen continue sedatie wilde. Wel vroeg ze hoe lang het nog zou kunnen duren. Op vrijdag gaf zij aan dat het genoeg was en dat ze niet meer kon. Er werd gestart met sedatie. Daarna is zij niet meer aanspreekbaar geweest en lag ze comfortabel in bed. Op zondag is zij overleden.

Bij evaluatie van het traject gaf het zorgteam aan dat de duidelijke en ook helder beschreven motivatie van de patiënte het gemakkelijk had gemaakt om haar goed te begeleiden. In de loop van het traject was de uitdroging goed zichtbaar aan het ingevallen gezicht. Dat was wel een moment waarop de twijfel bij de omstanders had kunnen toeslaan. Dit soort aspecten was van tevoren goed besproken en als er bij wie dan ook twijfel was ontstaan, dan was dit opnieuw ter sprake gebracht. Iedereen had het belang ervaren van goede communicatie en beschikbaarheid, ook van de arts. Verder was het helder wie de vertegenwoordiger was zodra de patiënte zelf niet meer duidelijk kon aangeven of ze instemde met voorgestelde aanpassingen in het beleid. Tijdens een nazorggesprek gaf de zus van mevrouw Van Toorn aan dankbaar te zijn voor het feit dat de patiënte steeds duidelijk was geweest in wat zij wilde. Nu terugkijkend ziet ze steeds meer dat dit traject heel goed paste bij de persoonlijkheid van haar zus.

Literatuur

Aarnhem A. van (2011). Stoppen met eten en Drinken. *Pallium, 2*, 8–10.
Chabot, B. E. (2007). *Auto-euthanasie. Verborgen stervenswegen in gesprek met naasten.* Amsterdam: uitgeverij Bert Bakker.
Chabot B. E., & Braam, S. (2010). *Uitweg. Een waardig levenseinde in eigen hand.* Amsterdam: Nijgh & van Ditmar.
DVD. (2013). Sterven in eigen regie: ooggetuigen. ▶ www.eenwaardiglevenseinde.nl.

Ganzini, L., Goy, E., Miller, L., Harvath, T., Jackson, A., & Delorit, M. (2003). Nurses' experiences with hospice pa-tients who refuse food and fluids to hasten death. *The New England Journal of Medicine, 349,* 359–365.

Heide, A. van der, Brinkman-Stoppelenburg, A., Delden, J. J. M., & Onwuteaka-Philipsen, B. D. (2012a). *Sterfgeval-lenonderzoek 2010. Euthanasie en andere medische beslissingen rond het levenseinde.* Den Haag: ZonMw.

Heide, A. van der, Legemaate, J., Bolt, E., Bolt, I., Delden, J. J. M., Geijtema, E., Snijdewind, M., Tol, D. van, & Wil-lems, D. L. (2012b). *Tweede evaluatie Wet toetsing levensbeëindiging op verzoek en hulp bij zelfdoding.* Den Haag: ZonMw.

KNMG. (2011). *De rol van de arts bij het zelfgekozen levenseinde.* Utrecht: Koninklijke Nederlandsche Maatschappij tot bevordering der Geneeskunst.

KNMG en V&VN. (2014). *Handreiking: Zorg voor mensen die bewust afzien van eten en drinken om het levenseinde te bespoedigen.* Utrecht: KNMG en V&VN.

Aanbevolen

DVD. Sterven in eigen regie: ooggetuigen. ▶ www.eenwaardiglevenseinde.nl.

KNMG en V&VN. (2014). *Handreiking: Zorg voor mensen die bewust afzien van eten en drinken om het levenseinde te bespoedigen.* Utrecht: KNMG en V&VN.

Het gevreesde levenseinde

De vele gezichten van doodsangst

Quin van Dam

M. Vink et al. (Red.), *Klaar met leven?*, DOI 10.1007/978-90-368-1094-4_5,
© 2016 Bohn Stafleu van Loghum, onderdeel van Springer Media BV

Kernboodschappen

- Bespreking van passende zorg in de laatste levensfase wordt vaak belemmerd door de angst voor de dood bij de patiënt, de naasten èn de behandelaars.
- Sensitiviteit van de behandelaar voor signalen van doodsangst is belangrijk, omdat deze angst vaak vooral onbewust aanwezig is en overdekt wordt door andere zorgen.
- Doodsangst kan heftig, paniekerig zijn (*hot death anxiety*) en leiden tot vermijding en afweer, of de vorm hebben van rustige reflectie op de dood (*cool death anxiety*).
- De dood vormt een belangrijk onderdeel van het leven en verdient serieuze aandacht in de opleiding van behandelaars.

Gedachten over de eigen dood zijn bij vrijwel iedereen op de achtergrond aanwezig. Het concrete besef van onze sterfelijkheid kan doodsangst teweegbrengen, die zich vaak uit in een onrustig gespannen gevoel en het idee dat onszelf of onze naasten iets zal overkomen. Doodsangst treedt op de voorgrond als mensen zich bedreigd voelen in hun bestaan, bijvoorbeeld bij een ernstige ziekte, werkloosheid, het naderende of recente verlies van een naaste of bij een ramp. Herneemt het leven weer zijn normale loop, dan bannen veel mensen de dood weer uit hun leven en bezweren zij de angst door de illusie te koesteren dat ze onsterfelijk zijn.

Hoewel de dood een voorname rol speelt in ieders leven, komt deze niet vaak ter sprake in de behandeling. De behandelaar – arts, psycholoog, verpleegkundige en andere direct betrokkenen bij de zorg voor de patiënt – verwerft in zijn opleiding weinig theoretische of ervaringskennis over de angst voor de dood en de laatste fase van het leven. Door dit gemis aan onderwijs over de dood heeft hij niet geleerd te reflecteren op het levenseinde. Hij is niet getraind om samen met de patiënt te bespreken wat zijn eigen dood of die van een naaste voor hem betekent, welke angstbeelden hij erbij heeft, waardoor die beïnvloed zijn en hoe hij deze kan hanteren. De ontvankelijkheid van de behandelaar voor de signalen van doodsangst is echter zeer belangrijk, juist omdat deze angst voor een groot deel onbewust aanwezig is, en vaak overdekt wordt door andere zorgen. De volgende casus illustreert dat kennis van de betekenis en de wijze van hantering van de doodsangst voor de behandelaar onmisbaar is.

Mevrouw Ark

Mevrouw Ark, 56 jaar, meldt zich met nachtelijke paniekaanvallen die begonnen nadat bij haar partner de ziekte van Alzheimer was gediagnosticeerd. Aanvankelijk werd verondersteld dat haar klachten geluxeerd waren door de ziekte van haar man. De behandelaar vermoedt doodsangst en vraagt daarop door. Dan blijkt dat zij de angst voelt zelf te overlijden en niet meer te kunnen zorgen voor haar twee zoons van 14 en 17 jaar.

De noodzaak om de dood in de behandeling te bespreken, zal de komende decennia toenemen door de vergrijzing. De leden van de babyboomgeneratie worden geconfronteerd met de dood door het overlijden van naasten en het besef dat de laatste levensfase aanbreekt. Daarnaast zal het vaker nodig zijn de dood te bespreken door de vraag naar passende medische zorg in de laatste levensfase. Door medisch-technologische ontwikkelingen in de geneeskunde zijn vele, eerder ongeneeslijke ziektes nu chronische ziektes geworden. Een nadelig effect van de geneeskundige innovaties is dat in de laatste levensfase te lang wordt doorbehandeld. Dit nadelige effect staat centraal in het rapport 'Niet alles wat kan, hoeft. Passende zorg in de laatste levensfase', dat in opdracht van de Koninklijke Nederlandse Maatschappij voor Geneeskunde (KNMG) werd opgesteld door organisaties van patiënten, artsen, verpleegkundigen en ouderen

(Stuurgroep Passende zorg in de laatste levensfase 2015). In het rapport pleiten de organisaties ervoor dat er in de samenleving meer ruimte komt voor het accepteren van ziekte en overlijden. Het moet gewoner worden om over het levenseinde te praten, over wensen en verwachtingen en over andere mogelijkheden dan alleen doorbehandelen. Zij benadrukken dat het in de laatste levensfase gaat om optimale zorg en kwaliteit van leven en welzijn. De vraag naar passende zorg in de laatste levensfase is voor de behandelend arts, de ernstig zieke patiënt en de direct betrokkenen vaak een dilemma, dat alleen doorbroken kan worden door er over te praten en samen te beslissen. Ook bij het levenseinde van ouderen speelt dit dilemma een belangrijke rol. De bespreking daarvan wordt in veel gevallen belemmerd door de angst bij de patiënt, bij de behandelaars en bij de naasten de dood onder ogen te zien. Daarnaast zijn behandelaars vaak weinig opgeleid in het bespreken van de dood en de daaraan gerelateerde thematiek met de patiënt en zijn directe betrokkenen. Lukt het gesprek over het levenseinde wel, dan is dat voor de patiënt en de direct betrokkenen mogelijk pijnlijk, maar biedt het ook ruimte voor authenticiteit, de mogelijkheid het verlies te beleven, en zich te realiseren wat er nog toe doet.

In dit hoofdstuk bespreek ik eerst de doodangst bij de patiënt, de factoren die daarop van invloed zijn en hoe de verschijnselen van doodsangst te herkennen zijn. Vervolgens behandel ik het thema doodsangst in de behandeling, de belemmeringen bij de behandelaar en de verschillende mogelijkheden om het levenseinde te bespreken. Ten slotte voer ik een pleidooi voor gericht onderwijs over de dood.

Houding ten aanzien van de dood

Onze houding – gevoelens, gedachten en gedrag – ten aanzien van de dood wordt voor een groot deel gevormd door cultureel maatschappelijke invloeden, eerdere confrontaties met de dood en door doodsangst (Corr en Corr 2013). De culturele achtergrond van de patiënt beïnvloedt zijn overtuigingen en morele waarden bij ziekte en dood, bij de beleving van pijn, of iemand geïnformeerd wordt over zijn ziekte en zijn naderend einde, en bij de zorg en beschikking over het lichaam (Doka 2013). Zo is in sommige culturen een gesprek met de patiënt over zijn wensen in de laatste levensfase vrijwel onmogelijk omdat het niet gebruikelijk is om de ernstig zieke patiënt te vertellen dat hij zal sterven (Corr en Corr 2013; zie ook ▸ H. 7). Door respectvol te luisteren en bereid te zijn de eigen opvattingen los te laten, kan de behandelaar kennis nemen van de cultureel bepaalde ervaringen van anderen met dood, sterven, verlies en verwerking (Doka 2013).

Doodsangst

Cicirelli (2009) definieert doodsangst als de emotionele reactie op de waarneming van de eigen sterfelijkheid, een gevoel van hulpeloosheid ten aanzien van de bedreiging van het eigen bestaan. Uit een overzicht van wetenschappelijk onderzoek naar doodsangst blijkt dat ouderen niet meer en in enkele onderzoeken zelfs minder doodsangst rapporteren dan jongere volwassenen. De resultaten van deze onderzoeken geven echter alleen een beeld van de bewuste doodsangst, aangezien gebruik is gemaakt van vragenlijsten voor zelfrapportage (Kastenbaum 2014). Om de discrepantie tussen bewuste en onbewuste doodsangst te onderzoeken bij jongere volwassenen (20–50) en bij ouderen (75–90) maakten Raedt en Speeten (2008) naast deze zelfrapportagemethode gebruik van de Emotionele Stroop-taak om het onbewuste angstniveau te bepalen. Bij deze taak kregen de proefpersonen drie soorten kaarten voorgelegd. Op een deel van de kaarten waren strengen van met elkaar verbonden letters X afgebeeld, op het tweede deel stonden neutrale woorden en het laatste deel bevatte woorden die verband houden met de dood. De letters X en de twee soorten woorden waren at random in vijf verschillende kleuren geprint. De proefpersonen kregen de opdracht zo snel mogelijk de kleur te noemen en af te zien van de betekenis van het woord. Bij deze taak wordt ervan uitgegaan dat de tijd die nodig is om de kleur te noemen – de informatieverwerkingstijd – wordt beïnvloed door de emotionele betekenis van het woord. Het verschil in verwerkingstijd is daarmee een maat voor de onbewuste emotionele lading van een woord. Deze aanname wordt ondersteund door wetenschappelijk onderzoek. Raedt en Speeten (2008) onderzochten met behulp van deze Stroop-taak de onbewuste bedreigende waarde van woorden die aan de dood gerelateerd zijn. Uit hun onderzoek bleek geen verschil tussen de jongere en de oudere groep bij de meting van de bewuste doodsangst. Bij de jongere groep was er in tegenstelling tot de groep ouderen wel een discrepantie tussen het bewuste en het onbewuste angstniveau: de onbewuste angst was bij de jongeren sterker dan de bewust vermelde doodsangst. De onderzoekers veronderstellen dat de bij jongeren optredende discrepantie tussen bewuste en onbewuste doodsangst erop wijst dat zij de bewuste doodsangst ontkennen. Het ontbreken van deze discrepantie bij ouderen kan erop wijzen dat zij de doodsangst niet ontkennen en de onvermijdelijkheid van hun dood accepteren (Raedt en Speeten 2008).

Uit het overzicht van Kastenbaum (2014) blijkt dat de mate van doodsangst bij ouderen een hanteerbaar niveau heeft. Dat wil zeggen dat de dagelijkse activiteiten er niet door verstoord worden. De intensiteit daarvan kan echter toenemen als reactie op het verlies van een belangrijke naaste, bij gezondheids- of psychische problemen en in een bedreigende of onzekere situatie. De beperkte mate van doodsangst bij ouderen is niet in alle gevallen een gunstig teken en een blijk van acceptatie van de dood. De beperkte doodsangst kan er ook op wijzen dat een deel van de ouderen ontevreden is over de kwaliteit van hun leven, dat zij geen positieve vooruitzichten hebben en de dood zien als een ontsnapping aan hun akelige bestaan. Zo ervaren sommige ouderen veel spanning door het veelvuldig verlies van naasten, door eenzaamheid, door financiële zorgen of door lichamelijke en psychische gebreken (Kastenbaum 2014).

Meneer Balk

Meneer Balk, 72 jaar, is door een oogziekte sinds een halfjaar blind en dringt aan op euthanasie. De psycholoog vraagt hem waar hij van weg wil, hoe hij zich de dood voorstelt en hoe het voor anderen zal zijn als hij er niet meer is. Hij is verdrietig en woedend over het verlies van zijn gezichtsvermogen. Daarnaast ervaart hij het als zeer krenkend dat anderen hem betuttelen en hem zaken uit handen nemen die hij nog zelf kan doen. Door de erkenning van de pijn van het verlies en van zijn woede en verdriet, ervaart hij weer contact en voelt hij zich serieus genomen. Het helpt hem ook beter aan te geven waartoe hij zelf in staat is. Zijn doodswens verdwijnt naar de achtergrond.

Doodsangst en psychische problematiek

Bij veel klinische groepen blijkt een samenhang te bestaan tussen doodsangst en een aantal psychische stoornissen. Zo zijn patiënten met anorexia nervosa, boulimie en zelfbeschadigend gedrag vaak gepreoccupeerd met de dood en de angst voor vernietiging. Door het gebruik van het dissociatiemechanisme zijn zij zich niet bewust van het reële gevaar door hun gedrag te zullen overlijden. De overheersende aanwezigheid van de dood in hun behandeling roept bij behandelaars vaak wanhoop, vermijding en afkeer op, en belemmert hen soms met deze patiënten het reële risico te bespreken om dood te gaan (Farber et al. 2007).

Daarnaast vertonen patiënten met angststoornissen en patiënten die worstelen met doodsangst een overlap in hun klachten en verschijnselen. De patiënten uit beide groepen vermelden negatieve emoties, zoals spanning, onzekerheid en een zorgelijk en ongemakkelijk gevoel (Lehto en Stein 2009). In de depressieve klachten van ouderen kunnen doodsangsten en schuldgevoelens een rol spelen. Deze schuldgevoelens hebben vaak niet zozeer betrekking op de relatie met de ouders, de kinderen of de partners, maar op de matige relatie met de overleden broer of zus. Deze relatie met de broer of zus zien behandelaars vaak over het hoofd, doordat zij meer gericht zijn op de relatie van de patiënt met de ouders (Cicirelli 2009).

Aandacht voor de dood is ook in preventief opzicht belangrijk. Zo blijkt uit recent wetenschappelijk onderzoek dat de onverwachte dood van een geliefde gedurende de gehele levensloop van de achterblijver traumatisch kan zijn en een risicofactor is voor het optreden van psychische klachten, zoals depressie, paniekstoornissen en posttraumatische stressstoornis. Bij de groep ouderen werd naast deze klachten een toename geconstateerd in het voorkomen van manische episodes, fobieën, alcoholmisbruik en gegeneraliseerde angststoornissen (Keyes et al. 2014).

Inhoud van doodsangst

Naar de inhoud van doodsangst is veel wetenschappelijk onderzoek verricht. Zo onderzocht Florian (Mikulincer en Florian 2008) deze inhoud met behulp van de vragenlijst *Fear of personal death*. Uit een factoranalyse bleek dat de 31 items van de lijst gecentreerd waren rond 6 factoren die betrekking hebben op intrapersoonlijke, interpersoonlijke en transpersoonlijke zorgen over de dood. Onder de dimensie *intrapersoonlijk* vallen twee factoren: de onmogelijkheid plannen te verwezenlijken (de dood beangstigt mij omdat mijn plannen en activiteiten worden stilgelegd) en vernietigingsangst (angst omdat mijn lichaam uiteenvalt). De tweede factor heeft betrekking op *interpersoonlijke* interacties en relaties met geliefden: angst voor verlies van sociale identiteit (angst dat mijn verlies geen pijn doet bij hen die mij na staan) en daarnaast gevolgen van de dood voor gezin en vrienden (angst omdat mijn gezin mij nodig heeft). Bij de dimensie *transpersoonlijk* staat de angst centraal voor wat er gebeurt ná de dood (angst omdat er zoveel onbekends mee gepaard gaat) en angst voor bestraffing (angst omdat ik in het hiernamaals bestraft word). Dit onderzoeksresultaat laat zien dat de inhoud van de angst individueel verschillend kan zijn. Voor de behandelaar is het van belang te beseffen dat deze inhoud in sterke mate kan afwijken van zijn eigen beleving en wijze van reageren bij confrontatie met de dood.

Meneer Croix

Meneer Croix, 68 jaar, hoogleraar en ongeneeslijk ziek, is onbereikbaar voor zijn partner en kinderen. In de goede momenten die hem resten, richt hij zich op zijn wetenschappelijke activiteiten. Nu dat niet meer lukt, verzoekt hij om euthanasie.

Deze houding illustreert de dimensie *intrapersoonlijk*. Meneer Croix bezweert zijn angst om zijn activiteiten niet te kunnen voortzetten en werkt uit alle macht door. Zijn vermijding van het afscheid is pijnlijk en onbegrijpelijk voor zijn partner en kinderen. Bij de behandelaar roept zijn houding veel afkeuring op. De volgende casus vormt een illustratie van de dimensie *interpersoonlijke* zorgen over de dood.

> **Mevrouw Dop**
>
> Mevrouw Dop, 39 jaar, moeder van twee jonge kinderen beseft dat zij gaat sterven. Haar angst en zorgen voor haar jonge kinderen geeft zij vorm door verhalen te schrijven die de kinderen op latere leeftijd kunnen lezen.

Vorm van doodsangst

Bij de vorm van doodsangst wordt onderscheid gemaakt tussen heftige, paniekerige doodsangst en rustige reflectie op de dood, ook aangeduid als: *hot and cool death anxiety*. In het geval van heftige doodsangst is reflectie niet mogelijk en neemt de patiënt vaak zijn toevlucht tot vermijding en ontkenning (Grant en Wade-Benzoni 2009). De bespreking van de heftige doodsangst in de behandeling helpt de patiënt de paniek over te laten gaan in reflectie op de dood.

> **Mevrouw Eik**
>
> De partner van mevrouw Eik is ongeneeslijk ziek. Zij grijpt zich angstig vast aan de medische technologie en dwingt haar man door te gaan met experimentele kuren. In een gesprek met het echtpaar bespreekt de psycholoog haar angst voor het naderende verlies van haar man, en uit haar man zijn zorg voor haar en de kinderen en zijn behoefte aan rust en tijd om afscheid te nemen. Dit helpt mevrouw Eik haar dwingende houding op te geven, zijn naderende dood onder ogen te zien en samen met haar kinderen afscheid van hem te nemen.

Overtuiging en doodsangst

Religieuze en spirituele overtuigingen beïnvloeden de houding ten aanzien van de dood en de angst daarvoor. Zo leidt een levensbedreigende ziekte in veel gevallen tot een existentiële crisis vanwege de confrontatie met een mogelijk overlijden. Deze crisis roept vragen op zoals 'Waarom heb ik deze ziekte en waarom juist nu?' en 'Is het in overeenstemming met mijn geloof of mijn spiritualiteit om de behandeling te staken of deze nog aan te gaan?' Uit wetenschappelijk onderzoek blijkt dat spirituele en religieuze overtuigingen ondersteunend maar ook belemmerend kunnen werken bij een levensbedreigende ziekte. Deze overtuigingen kunnen angst en onzekerheid verminderen en een gevoel van verbondenheid versterken met God, een hogere macht of voor de nabestaanden met elkaar. Daarnaast kunnen zij echter ook angst verhogen, bijvoorbeeld als de ziekte als een straf wordt beleefd. Veel behandelaars gaan door een gebrek aan scholing in spiritualiteit en religie een gesprek daarover uit de weg en laten dit over aan pastors of spirituele mentors. Daarmee miskennen zij hoezeer deze belevingen voor de patiënt en zijn naasten een onderdeel zijn van de totale ervaring van de ziekte (Doka 2013). De relatie tussen religieuze overtuigingen en doodsangst wordt nader belicht in ▶ H. 7 van dit boek.

Verschijnselen van doodsangst

Aangezien doodsangst in veel gevallen meer op onbewust dan op bewust niveau tot uiting komt, dient de behandelaar zowel oog te hebben voor de kenmerken van doodsangst als voor de mogelijke aanleidingen. Als hij deze kenmerken of aanleidingen opmerkt, dan moet hij actief onderzoeken of van doodsangst sprake is.

Kenmerken van doodsangst

Doodsangst is een verschijnsel dat samenhangt met de anticipatie op de realiteit van de dood. Een begripsanalyse van de literatuur over doodsangst levert zes kenmerken of attributies op: emotie, cognitie, experiëntieel, ontwikkeling, socioculturele vorming en bron van motivatie (Lehto en Stein 2009). In *emotionele* zin is doodsangst nauw gerelateerd aan de vrees voor vernietiging van iemands bestaan. Doodsangst omvat impliciete (onbewuste) en expliciete angstelementen die in wisselende intensiteit tot uiting kunnen komen. Ook bij direct betrokkenen van een patiënt met een ernstige ziekte neemt de impliciete of de expliciete doodsangst toe. Tijdens de *cognitieve* ontwikkeling leert het kind orde en structuur aan te brengen, onduidelijkheden en onzekerheden te verdragen en bedreigende situaties te taxeren. Ontwikkelt het kind een concreet en realistisch besef van de dood, dan wordt dit besef onderdeel van zijn cognitieve structuur en is de dood minder bedreigend (Lehto en Stein 2009). Ontbreekt dit doodsbesef, dan kunnen primitieve en magisch gekleurde angsten blijven bestaan en op latere leeftijd de inhoud van de angst beïnvloeden. Zo heeft mevrouw Faber, 84 jaar, de magische angst na haar begrafenis opgegeten te worden door insecten. Het realiteitsbesef ontbreekt dat zij dan niet meer bestaat en dit niet meemaakt. Onderdeel van de cognitieve structuur is de betekenis die aan de dood wordt toegekend. Culturele en religieuze overtuigingen hebben, afhankelijk van een belonende of straffende beschrijving van het hiernamaals, een respectievelijk positieve of negatieve invloed op doodsangst (Lehto en Stein 2009).

> **Meneer Groot**
>
> Meneer Groot, 78 jaar, nog actief als wetenschappelijk onderzoeker en afkomstig uit een streng calvinistisch milieu, komt met een onrustig, angstig en gespannen gevoel in de therapiesessie. Als ik deze gevoelens en zijn houding ten aanzien van de dood met hem onderzoek, blijkt dat hij angstig is voor de naderende dood en de afrekening door God. Als kind leerde hij dat je moest woekeren met je talenten. Voor zijn meest recente boek heeft hij nog geen uitgever gevonden. Mocht hij nu sterven dan zal God hem straffen, omdat hij niet het uiterste uit zijn talenten heeft gehaald.

Vanuit *experiëntieel* perspectief bezien blijkt dat doodsangst op bewust niveau grotendeels naar de achtergrond wordt gedrongen. Deze adaptieve reactie voorkomt dat het dagelijks leven teveel verlamd wordt door angst en dreiging. Op onbewust niveau kan de doodsangst wel aanwezig zijn en invloed uitoefenen. Zelfvertrouwen en het vermogen richting te geven aan het eigen bestaan verminderen deze ontregelende invloed van doodsangst (Lehto en Stein 2009). Zo meldt meneer Hansen, 56 jaar, zich aan met angstige en depressieve verschijnselen en chaotische gedachten, die geluxeerd zijn door een recent ontslag. Hij staat op een stuurloze wijze in het leven en heeft de beleving dat allerlei gebeurtenissen, zoals vader zijn en ontslagen worden, hem zijn overkomen. Bij doorvragen blijkt hij angstig dat het leven plotseling ophoudt.

Tijdens de *ontwikkeling* blijken overgangen in de identiteitsontwikkeling een toename van doodsangst teweeg te brengen. Zo ervaren studenten die worstelen met belangrijke levenskeuzes meer doodsangst dan studenten die richting geven aan hun bestaan. Deze doodsangst kan ook vertaald worden als angst voor het leven: maak ik wel de goede levenskeuze? Mensen van middelbare en oudere leeftijd vertonen meer doodsangst als zij met weinig voldoening terug-kijken op hun leven, en daaraan geen betekenis en richting kunnen geven. Beschikken zij wel over deze kwaliteiten dan rapporteren zij minder doodsangst. Daarnaast wordt verondersteld dat doodsangst op latere leeftijd heviger is indien er in de kindertijd sprake is van emotionele verwaarlozing en een gemis aan veilige emotionele bindingen. De *socioculturele vorming* beïn-vloedt de cognitieve, experiëntiële en mogelijk emotionele aspecten van doodsangst. Zo is in de westerse maatschappij ontkenning de overheersende houding ten aanzien van de dood. Dit kan tot uiting komen in de neiging de confrontatie met zieken en ouderen te vermijden. Uit een overzicht van wetenschappelijk onderzoek blijkt dat vrouwen meer doodsangst rapporteren dan mannen (Lehto en Stein 2009). Als mogelijke verklaring wordt aangevoerd dat vrouwen meer dan mannen gevoelens toelaten en ook meer oog hebben voor relaties. Daardoor erva-ren zij meer dan mannen de angst de ander te verliezen en beseffen zij meer wat de dood van henzelf voor anderen kan betekenen (Kastenbaum 2014). Doodsangst kan ook een *bron van motivatie* vormen. Om de pijn van de eindigheid te verzachten, streven mensen soms naar een vorm van symbolische onsterfelijkheid. Dit kan hen aanzetten tot creatieve activiteiten (Lehto en Stein 2009). Volgens Yalom (2008) heeft deze symbolische onsterfelijkheid een troostende werking en kan deze op drie manieren bereikt worden. In de eerste plaats door te beseffen dat we tijdens ons leven als een steen in het water rimpelingen veroorzaken: na onze dood leven we voort in anderen, zoals onze kinderen, vrienden en personen uit ons werk. Daarnaast adviseert Yalom (2008) te investeren in emotionele relaties en verbindingen aan te gaan. Als laatste raadt hij aan alles uit het leven te halen en niets voor 'hem' – de dood – over te laten.

Aanleidingen tot doodangst

De omstandigheden die doodsangst teweegbrengen, zijn op te splitsen in drie categorieën die elkaar overlappen. De eerste categorie betreft een omgeving met veel stress, zoals een bur-geroorlog of een andere onvoorspelbare situatie. Bij langdurige blootstelling aan stress raakt doodsangst op de achtergrond en wordt deze minder bewust beleefd (Lehto en Stein 2009). Zo vertelde mevrouw Jansen, 64 jaar, over het vele lijfelijke geweld in het ouderlijke gezin, dat haar zelfbeeld sterk ondermijnde. Toen ik vroeg naar doodsangsten bleek dat zij als volwassene ge-preoccupeerd was met de dood. Ze beleefde die als een mogelijke ontsnapping aan haar akelige bestaan. Pas toen ze ernstig ziek werd, besefte ze hoezeer ze hing aan het leven. Dit besef hielp haar de fatalistische houding te laten varen en te proberen zoveel mogelijk uit het leven te halen. Veel stress en doodsangst kunnen ook optreden bij overgangssituaties, zoals de komst van een baby, de menopauze, de pensionering of het einde van een psychotherapeutische behandeling. Bij kroonjaren, zoals 50, 65 of 70 jaar, kunnen beleefde discrepanties tussen wat men wilde bereiken en wat bereikt is, leiden tot verheviging van doodsangst.

De tweede categorie aanleidingen tot doodsangst bestaat uit de ervaring van een levensbe-dreigende situatie of de diagnose van een levensbedreigende ziekte. Deze diagnose kan heftige vernietigingsangst oproepen. Bij herstel van de ziekte kunnen er symptomen resteren van een posttraumatische stressstoornis (Pool 2009).

De laatste groep aanleidingen tot doodsangst wordt gevormd door de confrontaties in privé- of werksituaties met sterven en de dood (Lehto en Stein 2009). Zo kan iemand die rouwt over het verlies van een naaste, zelf een toename van doodsangst ervaren door de realisatie van zijn sterfelijkheid. Yalom (2008) benadrukt dat de behandelaar oog dient te hebben voor de doodsangst bij de rouwende patiënt, een volgens hem onderschatte component van de rouwverwerking.

Doodsangst in de behandeling

Bij de bespreking van het levenseinde ondervindt de behandelaar mogelijk belemmeringen doordat de dood zijn natuurlijke vertrouwdheid heeft verloren, de confrontatie met de dood afwerende reacties kan oproepen en hij weinig onderwijs over de dood heeft genoten.

De vervreemding van de dood

De dood kreeg in de afgelopen anderhalve eeuw door de stijging van de levensverwachting een minder natuurlijke plek in het dagelijks leven. Het bruto sterftecijfer (het aantal sterfgevallen per 1.000 inwoners) daalde in Nederland tussen 1850 en 2000 van 25 naar 8 %. Daarnaast nam in diezelfde periode het sterftecijfer van jongeren (het aantal sterfgevallen per 1.000 jongeren tussen 0 en 20 jaar) af van 50,2 naar 1,3 %. Het sterftecijfer van ouderen (65 jaar en ouder) steeg in datzelfde tijdsbestek van 18,1 naar 70,9 % (Schnabel 2012). Daardoor is de dood voor velen geassocieerd met de ouderdom. Bovendien betekent deze verandering van sterftecijfers dat de mensen die in de afgelopen 50 jaar opgroeiden, minder vaak dan hun groot- en over-grootouders van nabij hebben meegemaakt dat iemand overleed. Dit geldt ook voor de meeste behandelaars: zij zijn in hun kindertijd weinig geconfronteerd met de dood van een gezinslid of iemand uit de directe omgeving, en missen daardoor kennis die is opgedaan door deze ervaringen met de dood en wat daarover is verteld. Deze kennis die in de loop van het leven is opgedaan wordt aangeduid als *informele scholing* (Corr en Corr 2013). Bovendien raakte de dood in de afgelopen eeuw meer afgescheiden van het dagelijks leven, doordat het aantal mensen dat thuis sterft afnam. Begin 1900 stierf 80 % van de mensen thuis, in 2000 was dat nog 33 % (Keirse 2011). De overigen overlijden in een ziekenhuis of zorginstelling, zoals een verpleeghuis of hospice. De verandering van de plaats van overlijden betekent dat de zorg voor de stervenden meer in handen van beroepsmatige zorgverleners terecht is gekomen. Daardoor zijn mensen die overlijden verder verwijderd van hun gezinsleden, met wie zij een persoon-lijke geschiedenis delen, en die vaak het beste weten wat zij nodig hebben. Gezinsleden zijn niet meer deelgenoot als een van hen overlijdt, maar eerder toeschouwer (Corr en Corr 2013). Doordat sterven zijn natuurlijke vertrouwdheid heeft verloren, is de taal langzaam verdwenen: er zijn geen woorden meer voor (Keirse 2011). Voor veel behandelaars is de bespreking van het levenseinde moeilijk, omdat zij weinig informele scholing hebben gehad en geen taal hebben geleerd voor de dood.

Doodsangsten van de behandelaar

De patiënt brengt in de therapeutische relatie met de behandelaar emotionele reacties bij de behandelaar teweeg. Deze tegenoverdrachtsreacties van de behandelaar zijn voor een deel bepaald door zijn eigen onopgeloste emotionele conflicten. Uit wetenschappelijk onderzoek blijkt dat behandelaars angstig en vermijdend kunnen reageren als de thematiek van de patiënt raakt aan deze onopgeloste conflicten. In veel gevallen vermindert hun reflectief vermogen en wordt hun beeld van de patiënt verstoord. Wanneer patiënten worden geconfronteerd met deze tegenoverdrachtsreacties van behandelaars, dan ontwikkelen zij een zwakkere therapeutische relatie met hen en beleven zij deze behandelaars als minder empathisch (Hayes et al. 2007). Een afname in empathie werd ook aangetroffen bij behandelaars die rouwtherapie boden en zelf nog worstelden met het onverwerkte verdriet over de dood van een naaste. Uit onderzoek bij patiënten die een rouwtherapie ondergingen, bleek dat hoe meer de behandelaars een overledene misten, des te minder deze patiënten hen als empathisch beleefden. Dit onderzoeksresultaat onderstreept de noodzaak dat behandelaars aandacht hebben voor persoonlijke problemen die hun werk kunnen verstoren. Dit geldt des te meer als de zorgen van de patiënt een weerspiegeling vormen van de problemen van de behandelaar (Hayes et al. 2007).

Op grond van deze bevindingen valt te verwachten dat de behandelaar die zijn eigen angsten voor zijn dood niet onder ogen ziet, de doodsangst van de patiënt niet zal herkennen, en afwerend en vermijdend zal reageren wanneer hij daarmee geconfronteerd wordt. Heeft hij zijn conflicten over zijn angst voor de dood wel verwerkt, dan zal hij zich beter kunnen verplaatsen in de doodsangst van de patiënt. Bij de behandeling van de patiënt die worstelt met doodsangst is hij dan beter in staat te reflecteren op zijn eigen ervaringen bij de verwerking van doodsangst. Hij kan daar zonodig iets over vertellen en realistische hoop bieden die gebaseerd is op de confrontatie met zijn eigen pijn (Hayes et al. 2007).

> **Meneer Klaas**
>
> Meneer Klaas, behandelaar, onderging na de suïcide van zijn partner psychotherapie om dit verlies te verwerken. In deze therapie kon hij naast gevoelens van verdriet, falen en doodsangst ook zijn schaamte- en schuldbeladen gevoelens van woede en opluchting over haar dood toelaten. Daarnaast werd hij zich bewust van zijn almachts- of redderfantasieën, zoals de verwachting dat hij haar problemen op kon lossen. Hierin had hij te weinig oog gehad voor zijn eigen beperkingen. Door de therapie kon hij zich beter verplaatsen in de gevoelens van patiënten die geconfronteerd werden met de suïcide van een geliefde. In het bijzonder hielp zijn verwerkingsproces hem om indien nodig bij patiënten de schuldbeladen gevoelens van woede en opluchting ter sprake te brengen of hen te laten zien dat hun gevoel van falen geen reëel falen betrof.

Bespreking doodsangst in de behandeling

Alvorens de doodsangst te bespreken is het van belang de psychische mogelijkheden en beperkingen van de patiënt in te schatten. Diagnostische taxatie geeft antwoord op de vragen: waarom nu deze angst bij deze patiënt en om welke vorm van angst gaat het? Dit geeft een beeld van mogelijke aanleidingen tot de toename van doodsangst en van het angstniveau. De volgende niveaus en daarbij horende typen angst zijn te onderscheiden:

- desintegratie- of vernietigingsangst bij psychotische- en borderlineverschijnselen: angstbeleving uit elkaar te vallen, vernietigd te worden;
- angst voor objectverlies bij narcistische trekken: angst dat de ander verdwijnt, er een totale leegte ontstaat;
- verlatingsangst bij afhankelijke en ontwijkende trekken: angst door anderen in de steek gelaten te worden. De ander blijft in de beleving aanwezig;
- magisch gekleurde angst bij afhankelijke en ontwijkende trekken: de externe en innerlijke wereld zijn semipermeabel; idee dat in de toestand van dood de waarneming intact blijft;
- strafangst bij neurotische trekken: angst voor veroordeling in het hiernamaals.

Deze doodsangsten vormen een *secundaire angst* die optreedt als reactie op een innerlijke dreiging. Zo kan een patiënt strafangst ervaren vanuit het idee dat hij na zijn dood afgerekend zal worden op zijn aardse daden. Daarnaast gaat het bij doodsangst om *primaire existentiële angst*:

De dood vormt een reële bedreiging van het bestaan. De primaire en secundaire angsten zijn in veel gevallen beide aanwezig. In het geval de angst een irreëel karakter heeft door bijvoorbeeld magische gekleurde kinderangsten, kan de behandelaar de patiënt helpen zijn denkpatronen te veranderen en de angst op een andere wijze te hanteren. Gaat het bij de doodsangst om desintegratie- en vernietigingsangst, bijvoorbeeld in het geval van beginnende dementie of psychotische ontregeling, dan is een steunende, structurerende en eventueel medicamenteuze benadering aangewezen.

| Mevrouw Lans | | |

Mevrouw Lans, 78 jaar, was bang om plotseling dood te gaan. Daarnaast klaagde zij over heftige nachtmerries waarin zij droomde over bombardementen die haar huis vernietigden. De aanvankelijke veronderstelling bij de behandelaars dat er sprake was van een oorlogs-trauma werd in een hetero-anamnestisch onderzoek niet bevestigd. Neuropsychologisch onderzoek toonde een beginnende dementie aan. Haar doodsangsten hadden de vorm van desintegratie- en vernietigingsangst.

Daarnaast kan de behandelaar de doodsangst bespreken als een existentiële angst. Patiënten voelen zich miskend als deze wezenlijke angst onbesproken blijft en als zij niet geholpen worden om de eindigheid van het leven onder ogen te zien. Behandelaars die de eigen existentiële angsten niet onderkennen, gaan er soms ten onrechte vanuit dat de patiënt deze angsten niet wil bespreken (Doka 2013). Bij patiënten met suïcidale gedachten is er in veel gevallen een mengeling van doodsangst en doodswens. In eerste instantie zal de behandelaar het risico op suïcide taxeren. Daarnaast kan hij de doodswens exploreren door vragen te stellen zoals: waar wilt u van weg, hoe beleeft u de dood, hoe zal het voor naasten zijn als u er niet meer bent?

Onderwijs over de dood

Onderwijs over de dood (*death education*) omvat kennisoverdracht over onderwerpen die samenhangen met de dood, zoals sterven en verlies door overlijden. Twee vormen worden on-derscheiden: *informeel* onderwijs dat leerervaringen met de dood gedurende het leven omvat, en *formeel* onderwijs. De formele vorm bestaat uit georganiseerde leergangen over de dood en daarmee samenhangende onderwerpen (Corr en Corr 2013). Onderwijs over de dood is vol-gens The Association for Death Education and Counseling (ADEC) een van de zes onderdelen van de thanatologie, de wetenschappelijke bestudering van sterven en de dood. De andere vijf zijn: sterven; beslissingen bij het levenseinde; verlies; psychische pijn en rouw; diagnostiek en interventies; en traumatische dood. De zes onderdelen van de thanatologie worden vanuit tien gezichtspunten belicht: cultuur/socialisatie; religie/spiritualiteit; professionele thema's; histo-risch perspectief; hedendaags perspectief; levensloop; institutioneel/maatschappelijk; familie en individu; wetenschappelijk onderzoek; ethisch en wettelijk gezichtspunt. Samen vormen zij een kennismatrix (zie: ▶ www.adec.org) die in het handboek van de ADEC wordt besproken (Maegher en Balk 2013).

Om de dood te kunnen bespreken dient de behandelaar te beschikken over *death compe-tence*. Death competence bestaat uit zowel emotionele als cognitieve competentie op het terrein van de dood. Emotionele competentie impliceert het vermogen om de soms heftige gevoe-lens te verdragen die gepaard gaan met de bespreking van thematiek die aan de dood gerela-teerd is, de eigen doodsangsten te hanteren en oog te hebben voor daarmee samenhangende tegenoverdrachtsgevoelens. Cognitieve competentie bestaat uit kennis van de verschillende houdingen ten aanzien van de dood, van het verschijnsel doodsangst en de factoren die daarop van invloed zijn, van de verschillende copingmechanismen, van de rouwreacties, van de instellingen voor ernstig zieken, en van de inhoudelijke, wettelijke, morele en ethische regelingen rond het levenseinde (Gamino en Ritter 2012).

Opzet onderwijs

Om te beschikken over emotionele en cognitieve competentie is theoretisch en ervarings-gericht onderwijs nodig. Dit biedt de behandelaar cognitieve kennis en de mogelijkheid te reflecteren op de eigen doodsangst. Ook kan hij zo vaardigheden ontwikkelen om empathisch af te stemmen op de patiënt en zijn familie en de naderende dood met hen te bespreken. Een multidisciplinaire benadering is wenselijk met kennis vanuit verschillende invalshoeken, zo-als de psychologie, de geneeskunde, de ethiek, de antropologie, de individuele therapie en de systeemtherapie. Ter illustratie van opzet en ervaringen van onderwijs op het gebied van *death competence* volgt een weergave van een tweedaagse workshop over angst voor de dood, getiteld 'Tegen de zon in kijken', naar het gelijknamige boek van Yalom (2008).

Workshop over angst voor de dood[1]

De tweedaags workshop 'Tegen de zon in kijken' bevat een afwisseling van theoretisch en ervaringsgericht onderwijs met verschillende werkvormen. De workshop wordt georgani-seerd voor verschillende disciplines, onder andere voor psychologen, artsen en geestelijk verzorgers. Het thema doodsangst wordt ingeleid met een fragment uit de speelfilm 'Wilde aardbeien' van Ingmar Bergman. Daarin droomt de hoofdpersoon over zijn dood, die hij in het dagelijks leven niet onder ogen ziet. De deelnemers proberen een idee te vormen van de wijze waarop de hoofdpersoon zijn naderende dood beleeft. Bij de theoretische onder-delen passeren de volgende onderwerpen de revue: de persoonlijke en culturele beteke-nis van de dood, de ontwikkeling van het besef van de dood vanaf de vroege kindertijd en de verschillende vormen van doodsangst. Daarnaast worden enkele resultaten uit het wetenschappelijk onderzoek naar doodsangst belicht. In het ervaringsgerichte onderdeel onderzoeken de deelnemers aan de hand van een vragenlijst de eigen angst voor de dood. Vervolgens selecteren zij enkele items die het meest op hen van toepassing zijn en bespre-ken zij die met een andere deelnemer. De therapeutische vaardigheden die nodig zijn om in individuele, relatie- en familiegesprekken aan de dood gerelateerde thematiek te bespre-ken, oefenen de deelnemers in rollenspelen. Daarbij wordt gebruikgemaakt van een acteur, die hen feedback geeft. De deelnemers brengen bij dit vaardigheidsonderdeel casuïstiek in uit de klinische praktijk. Bij de evaluatie van de workshop merkten deelnemers op dat zij meer inzicht hadden verworven in de aan de dood gerelateerde thematiek, in de eigen doodsangst en in die van anderen. Daardoor zullen zij de verschijnselen van doodsangst bij patiënten sneller opmerken. De mogelijkheid die de workshop bood te oefenen met inter-venties en te leren van collegae, leverde hen concrete handvatten op en vertrouwen om het gesprek over de dood te voeren.

---

1   De workshop 'Tegen de zon inkijken' wordt verzorgd door de auteur in samenwerking met trainer/adviseur Marcel Karreman.

Tot besluit

De dood vormt een belangrijk onderdeel van het leven en verdient serieuze aandacht in de opleiding van behandelaars. Uit wetenschappelijk onderzoek blijkt dat gerichte aandacht voor de dood ertoe leidt dat heftige doodsangst (*hot death anxiety*) – vaak leidend tot vermijding – plaats maakt voor rustige doodsangst (*cool death anxiety*). Zo bleek uit onderzoek onder thanatologen die vijftien jaar wetenschappelijk en klinisch werk verrichtten op het terrein van de dood, dat hun houding ten aanzien van de dood in die periode veranderd was: zij waren zich meer bewust van hun sterfelijkheid, zij maakten zich op reële wijze bezorgd over hun dood en de gevolgen ervan, zij konden de dood beter accepteren en hadden meer waardering voor het leven (Kastenbaum 2014).

Een soortgelijk resultaat leverde een onderzoek op onder twee groepen verpleegkundigen die wel en geen onderwijs kregen over de dood en die allen werkzaam waren op een afdeling met terminale patiënten. Het onderwijs bestond uit theorie over de dood en een ervaringsgericht deel. In dit deel kregen de verpleegkundigen de gelegenheid te reflecteren op de eigen overtuigingen en angsten voor de dood, wisselden zij ervaringen met het overlijden van patiënten uit en bespraken zij manieren om slecht nieuws te brengen en naasten van overleden te steunen. De getrainde verpleegkundigen waren beter dan de niet getrainde collega's in staat de doodsangst te hanteren. Bovendien konden zij beter hun gevoelens delen met collega's, hadden zij meer oog voor de eigen grenzen en die van collega's en zorgden zij beter voor de patiënten en hun familie (Brisley en Wood 2004).

Vertalen we deze onderzoeksresultaten naar behandelaars, dan valt te verwachten dat zij na afloop van het onderwijs over de dood zich meer bewust zijn van hun sterfelijkheid, hun doodsangst beter hanteren en beter in staat zijn hun gevoelens te delen met collega's. Bovendien kunnen zij beter voor zichzelf en voor collega's zorgen door de eigen grenzen en die van collega's te bewaken, en zijn zij beter in staat goede zorg te verlenen aan patiënten en hun familie. In het rapport *Niet alles wat kan, hoeft. Passende zorg in de laatste levensfase* krijgen behandelaars de opdracht: 'Richt je op de patiënt, niet op diens ziekte. Focus niet alleen op wat er misschien nog medisch kan, durf eerlijk te zijn over het resultaat. Vraag goed door en luister naar wat de patiënt wil.' Het rapport houdt ook een belangrijke opdracht in voor patiënten en hun naasten: 'Denk na over je perspectieven en mogelijkheden, vraag door, vertel wat je wensen en verwachtingen zijn' (Stuurgroep passende zorg in de laatste levensfase 2015, pag. 5). Om deze opdracht uit te voeren is het nodig dat de behandelaars hun vakbekwaamheid uitbreiden met competenties op het terrein van de dood. Als zij beschikken over een taal voor de dood, dan kunnen zij het leven van hun patiënten en hun naasten verrijken door hen bij te staan in hun worsteling met overlijden, dood en verlies.

Literatuur

Brisley, P., & Wood, L. M. (2004). The impact of education and experience on death anxiety in new graduate nurses. *Contemporary Nurse, 17*, 102–108.

Cicirelli, V. (2009). Sibling death and death fear in relation to depressive symptomatology in older adults. *The Journal of Gerontology. Series B: Psychological Science and Social Sciences, 64*, 24–32.

Corr, C. A., & Corr, D. M. (2013). *Death & dying, life & living* (7th. ed.). International Edition. Wadsworth: Cengage learning.

Doka, K. J. (2013). Religion, spirituality, and assesment and intervention. In D. K. Meagher & D. E. Balk (Eds.), *Handbook of thanatology* (2nd ed., pp. 209–217). New York: Routledge.

Farber, S. K., Jackson, C. C., Tabin, J. K., & Bachar, E. (2007). Death and annihilation anxieties in anorexia nervosa, bulimia, and self mutilation. *Psychoanalytic psychology, 2,* 298–305.

Gamino, L. A., & Ritter, R. H. (2012). Death competence: an ethical imperative. *Death Studies, 36,* 23–40.

Grant, A. M., & Wade-Benzoni, K. A. (2009). The hot and cool of death awareness at work: Mortality cues, aging, and self-protective and prosocial motivations. *Academy of Management Review, 34,* 600–622.

Hayes, J. H., Yeh, Y. J., & Eisenberg, A. (2007). Good grief and not-so-good grief: Countertransference in beraevement therapy. *Journal of Clinical Psychology, 63,* 345–355.

Kastenbaum, R. J. (2014). *Death, society and human experience* (7th ed.). Harlow: Pearson education limited.

Keirse, M. (2011). *Later begint vandaag.* Tielt: Lannoo.

Keyes, M., Pratt, C., Galea, S., McLaughlin, K. A., Koenen, K. C., & Shear, M. K. (2014). The burden of Loss: Unexpected death of a loved one and psychiatric disorders across the life course in a national study. *American Journal of Psychiatry, 171,* 864–871.

Lehto, R. H., & Stein, K. F. (2009). Death Anxiety: An analysis of an evolving concept. *Research and Theory for Nursing Practice: An International Journal, 23,* 23–41.

Meagher, D. K., & Balk, D. E. (eds.). (2013). *Handbook of Thanatology* (2nd ed.). New York: Routledge.

Mikulincer, M., & Florian, V. (2008). The complex and multifaceted nature of the fear of personal death: The multidimensional model of Victor Florian. In A. Tomer, G. T. Eliason, & P. T. P. Wong (Eds.), *Existential and spiritual issues in death attitudes* (pp. 39–64). New York: Taylor & Francis.

Pool, G. (2009). Kanker, een existentiële opgave. In H. de Haes, L. Gulathérie van Wezel, & R. Sannderman (Eds.), *Psychologische patiëntenzorg in de oncologie* (pp. 135–151). Assen: Van Gorcum.

Raedt, R. de, & Speeten, N. van der (2008). Discrepancies between direct and indirect measures of death anxiety disappear in old age. *Depression and Anxiety, 25,* E11–E17.

Schnabel, P. (2012). *Ouder worden OK, maar oud zijn?* Presentatie op 9 mei 2012 te Utrecht. Sociaal Planbureau. Universiteit van Utrecht.

Stuurgroep Passende zorg in de laatste levensfase. (2015). *Niet alles wat kan, hoeft. Passende zorg in de laatste levensfase.* Utrecht. ▶ www.knmg.nl/passendezorg.

Aanbevolen

Corr, C. A., & Corr, D. M. (2013). *Death & dying, life & living* (7th. ed.). International Edition. Wadsworth: Cengage learning.

Yalom, I. D. (2008). *Tegen de zon inkijken.* Amsterdam: Balans.

Emotionele turbulentie bij de naderende dood

Schokbrekers in de communicatie

Christien de Jong en Jolanthe de Tempe

M. Vink et al. (Red.), *Klaar met leven?*, DOI 10.1007/978-90-368-1094-4_6,
© 2016 Bohn Stafleu van Loghum, onderdeel van Springer Media BV

Kernboodschappen

- Het aanbreken van de allerlaatste levensfase kan oudere patiënten en hun naasten emotioneel ontregelen.
- Soms zijn de emotionele reacties zo hevig, dat zorgverleners erdoor overvallen raken en samenwerking met de patiënt en diens familie verstoord raakt.
- Het 'window of tolerance'-model biedt een verhelderend theoretisch kader voor rouwreacties, stressniveaus en cognitief en emotioneel functioneren.
- Verbinding met anderen en een goede samenwerkingsrelatie met zorgverleners helpt om de naderende dood te kunnen verdragen.
- Specifieke gespreksvaardigheden zijn behulpzaam als er sprake is van emotionele ontregeling bij de naderende dood.

6

Het aanbreken van de laatste levensfase in een kort of langer durend ziekteproces kan oudere patiënten en hun naasten emotioneel uit balans brengen. Veel mensen zijn in staat om zich op eigen kracht aan te passen aan het veranderd vooruitzicht. Maar soms zijn de emotionele reacties zo hevig, dat de betrokken professionals erdoor overvallen raken en de samenwerking met de patiënt en diens familie verstoord raakt. Wij bespreken een theoretisch model om deze ontregeling bij patiënten en hun naasten te begrijpen, en staan stil bij het belang van een steunende omgeving. Hoop en vrees spelen een speciale rol. Ten slotte behandelen wij vier vaardigheden, 'schokbrekers' in de communicatie, die professionals kunnen inzetten om patiënten en hun naasten in deze fase te helpen.

Overgangen in de laatste levensfase

> **Mevrouw Aardewijn**
>
> De 72-jarige mevrouw Aardewijn staart voor zich uit. Zij heeft gehoord dat ze uitzaaiingen heeft en curatieve behandeling niet meer mogelijk is. Ze is radeloos. Hoe moet ze dit haar man vertellen, die dementerend is en haar nodig heeft? Het bericht is bij haar als een donderslag bij heldere hemel ingeslagen.

> **Mevrouw Van Bokkum**
>
> De hoogbejaarde moeder van mevrouw Van Bokkum is stervende en ligt op de palliatieve unit van een verpleeghuis. Sinds enkele dagen is ze niet meer bij kennis. Ineens staat mevrouw Van Bokkum woedend voor een verpleegkundige. 'Dit kan zo niet langer! Dit heeft mijn moeder nooit zo gewild! Ik wil dat jullie nu die morfinepomp ophogen!'

Om de reacties van mevrouw Aardewijn en mevrouw Van Bokkum beter te begrijpen en met hen in gesprek te komen, is het nuttig deze in de context van hun situatie te zien. Beiden maken een levensfaseovergang door, die hen emotioneel heftig ontregelt. Het oude perspectief moet worden losgelaten, om plaats te maken voor een nieuw vooruitzicht. Deze ontregeling ontstaat vooral als vertrouwde copingstrategieën niet meer passen en patiënten of naasten op zoek moeten naar een nieuw evenwicht in de veranderde situatie. Als het behandelteam iemand zo ziet ontregelen, kan de eerste vraag zijn: met welke overgang wordt deze patiënt of naaste geconfronteerd? Wat speelt er, dat op dit moment kennelijk te groot is voor deze persoon om te 'behappen'?

In de laatste levensfase bij ziekte is sprake van een aantal overgangen die voor patiënten en naasten moeilijk kunnen zijn. Zo'n overgang is het moment dat patiënten horen dat een curatieve behandeling niet meer mogelijk is. Mevrouw Aardewijn moet haar hoop op een ziektevrije levenstijd ineens opgeven en zich oriënteren op het naderen van haar eigen levenseinde. Net als bij andere ingrijpende veranderingen in het leven kan dat leiden tot emotionele ontregeling, vooral als die verandering plotseling en onverwachts optreedt. Tot dan toe gangbare verwachtingen en gewoonten moeten worden bijgesteld. Dat maakt allerlei emoties los die we met rouwreacties kunnen vergelijken: angst, machteloosheid, ongeloof, ontkenning, verdriet, boosheid of zelfverwijt ('had ik maar niet..., dan...'), onderhandelen (het zoeken naar andere hoopgevende alternatieven), of een depressieve reactie. Het zijn normale reacties bij patiënten en naasten in de aanpassing aan de nieuwe situatie. Mevrouw Van Bokkum illustreert een andere overgang. Zij moet haar moeder gaan loslaten, voor wie ze actief en intensief heeft gezorgd. Bij haar zien we hoe zij zich, in de angst en machteloosheid bij het aanzien van haar stervende moeder, vastgrijpt aan het houvast van actief handelen en behandelen.

Belangrijk is dus de heftige reacties van patiënten en hun naasten rond dergelijke overgangen te herkennen en op te vangen. Met behulp van de schokbrekers, gespreksvaardigheden die we later bespreken, kan men samen de overgang onder woorden brengen en helpen op zoek te gaan naar een andere betekenisvolle focus voor de patiënt en naaste. Bij de aanpassing aan de laatste levensfase behoort ook een nieuwe invulling van hoop en vrees. Daaraan besteden we apart aandacht. Maar eerst meer over de emotionele ontregeling bij ingrijpende overgangen in het leven.

Emotionele ontregeling: het *window of tolerance*

De emoties die mevrouw Aardewijn en mevrouw Van Bokkum overspoelen, zijn te begrijpen als een rouwreactie op een moeilijke levensfaseovergang. Een verhelderend model hierbij is het zogenaamde '*window of tolerance*' (◘ fig. 6.1, Ogden en Minton 2000).

De horizontale as in de grafiek staat voor het tijdsverloop, de verticale as geeft de mate van *arousal* weer, iemands lichamelijke en geestelijke reactie op ervaren stress. Het *window of tolerance* is de – voor iedereen verschillende – bandbreedte waarin mensen onder stress nog met hun oplopende emoties kunnen omgaan. Binnen die bandbreedte werken het 'verstand' en het 'gevoel' nog effectief samen. Loopt de stressreactie te hoog op en komt die buiten de oevers van dit bevattingsvermogen, dan blokkeert de samenwerking tussen verstand en gevoel, en gaan de emoties de overhand nemen. Extreme stress zet razendsnel aan tot automatische, voorbewuste overlevingsacties: vechten, vluchten of verstijven. Men raakt overspoeld en de bewuste controle gaat verloren. In geval van vechten en vluchten spreken we van 'hyper-arousal'. Dat zien we gebeuren bij mevrouw Van Bokkum als ze in paniek raakt over de veranderde toestand van haar moeder en woedend komt eisen dat de verpleging er wat aan doet (vechten). Er moet gehandeld worden en wel 'onmiddellijk, want anders gebeurt er iets rampzaligs!' Een andere reactie op te hoge arousal kan juist 'hypo-arousal' zijn: men verstijft en verlamt.

Het gevoel wordt uitgeschakeld omdat het te overweldigend is. Zo stuitert men van een overmaat aan arousal naar onder-arousal, van hyper- naar hypo-arousal. Ook dan kan men niet

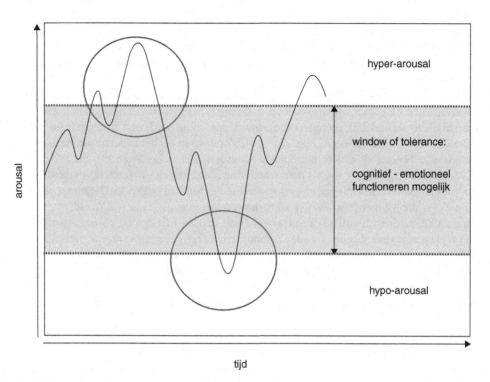

■ **Figuur 6.1**   Window of tolerance. (Bron: Ogden en Minton 2000)

meer reflecteren op het eigen gevoel, laat staan het onder woorden brengen en erover praten met anderen. Deze 'sprakeloosheid' zien we bij mevrouw Aardewijn. Soms kan hypo-arousal er ook uitzien als kalmte, 'redelijkheid' of gelatenheid, waardoor de omgeving op het verkeerde been gezet wordt en geen besef heeft van de emotionele turbulentie die van binnen woedt bij deze persoon.

In een situatie van hyper- of hypo-arousal is het denkvermogen uitgeschakeld of losgekoppeld, er kan geen informatie meer worden verwerkt. De waarneming van zichzelf en de wereld raakt vertekend. Anderen kunnen als beangstigend, bedreigend of onverschillig worden beleefd. In deze staat kunnen patiënten of naasten zich gemakkelijk bedrogen, in de steek gelaten of 'als een nummer' behandeld voelen.

De rouwreacties van patiënt en familieleden lopen vaak niet gelijk op. Ieders *window of tolerance* verschilt. De één kan de gegeven informatie nog bevatten, een ander is lamgeslagen, hoort niets meer of begint een boze discussie met medische staf of verzorging. Door die verschillende reacties kunnen familieleden elkaar in dit proces kwijtraken en kan de samenwerking met de professionals lastiger worden. Zo raken de sociale banden, die de betrokkenen in deze fase juist extra nodig hebben voor het reguleren van hun emoties, verstoord door wantrouwen en afstand.

De tijdsas van de grafiek van het *window of tolerance* is belangrijk omdat iemands reactie op extreme stress kan veranderen. Pas als men terugkomt in de bandbreedte van het bevattingsvermogen, kan men erover nadenken en praten en openstaan voor nieuwe informatie. Maar om daar te komen, hebben we anderen nodig die onze emoties helpen reguleren als we overweldigd raken. Verbindingen zijn van levensgroot belang voor emotieregulatie.

Hechting: het belang van verbondenheid

Niet alleen kinderen, ook volwassenen hebben in extreem belastende situaties anderen nodig als vangnet om weer greep te krijgen op hun emoties en handelen. Die anderen kunnen familie en vrienden zijn, maar bij ziekte spelen ook professionals zoals artsen, verpleegkundigen, verzorgenden, psychologen en maatschappelijk werkers een belangrijke rol. Hoe belangrijk verbondenheid is, wordt veelvuldig bevestigd in recent onderzoek. In het zogenaamde 'hand-holding-experiment' (Coan et al. 2006) ondergaan mensen een fMRI-scan terwijl zij op onvoorspelbare momenten een schok kunnen krijgen. Proefpersonen die tijdens het experiment de hand van hun geliefde partner vasthielden, vertoonden aanzienlijk minder hersenactiviteit dan de proefpersonen die niet werden vastgehouden. De ervaren sociale steun brengt de hersenen in de stressvolle situatie tot rust. Ook het vasthouden van de hand van een goede vriend of vriendin leverde al geruststelling op (Coan et al. 2006). Een andere studie laat zien dat mensen die gevraagd worden een steile berg te beklimmen, deze aanzienlijk minder steil beoordelen als zij deze beklimming met iemand samen ondernemen dan wanneer zij er alleen voor staan (Schnall et al. 2008). Een overvloed aan studies toont aan dat een steunend sociaal netwerk essentieel is om traumatische ervaringen een plaats te kunnen geven (zie voor een overzicht Kleber et al. 2003).

Nabije relaties zijn op twee manieren van invloed op ons vermogen met grote stress om te gaan: op lange en op korte termijn. Op lange termijn beïnvloeden de relaties met belangrijke anderen de bandbreedte in het *window of tolerance*, dus het reguleren van emoties. Door vroege hechtingservaringen ontwikkelen we het beeld van onszelf en de wereld als betrouwbaar en veilig, of juist als onbetrouwbaar en bedreigend (voor een overzicht van theorie en onderzoek, zie Mikulincer en Shaver 2007).

De ontwikkeling van hechtingsstijlen

Als kind leren we onze emoties te reguleren via de reacties van onze ouders. Hoe dat in zijn werk gaat valt op iedere speelplaats te observeren. Een peuter valt of heeft een aanvaring met een ander kind, begint te huilen en komt troost halen bij de volwassene. Die laat merken dat hij of zij het leed begrijpt en troost het kind. Na dat herstel kan het kind de wereld weer aan en naar zandbak of speeltoestel terugkeren. Het kind leert erop te vertrouwen dat de ouder er voor hem is als hij die nodig heeft. Het ontwikkelt een 'veilige gehechtheid' en verinnerlijkt geleidelijk dat beeld van de betrouwbare naaste, zodat zijn vermogen om zelfstandig eigen emoties te reguleren toeneemt. Het kan echter ook gebeuren dat de ouder geen of nauwelijks respons geeft, of zelf overstuur raakt. Een ouder is ook maar een mens en kan door eigen emotionele problemen minder beschikbaar zijn. In een goede relatie kunnen zulke tijdelijke breukjes weer hersteld worden. Maar als een ouder of verzorger duurzaam niet beschikbaar is voor steun en troost, raakt het kind onveilig gehecht.

Er zijn globaal twee vormen van onveilige hechting en een mengvorm van die twee. Bij een ouder die consequent geen of weinig respons geeft, leert het kind dat het geen zin heeft een beroep op anderen te doen. Het gaat zijn emoties voor zichzelf houden en op den duur niet eens meer voelen (hypo-arousal). Dergelijke kinderen zijn schijnbaar heel zelfstandig en zullen gesprekken over gevoelens uit de weg gaan. Door die copingstrategie loopt dit kind het risico over het hoofd gezien te worden bij emotionele ontregeling, ook later in het leven. De omgeving denkt al gauw: 'die redt het wel'. Deze vorm van onveilige gehechtheid wordt in de literatuur 'angstig-vermijdend' genoemd (Mikulincer en Shaver 2007, p. 27). Patiënten of naasten met een dergelijke hechtingsstijl vragen niet snel hulp. Belangrijk bij deze patiënten is hun behoefte aan autonomie zo veel mogelijk te honoreren en zorg vooral in gezamenlijk overleg af te stemmen.

Een ander hechtingspatroon ontstaat bij kinderen van ouders die zelf overstuur raken en inconsequent – soms wel, soms niet – reageren op de hulpvraag van het kind. Deze kinderen klampen zich vast aan de ouder, uit angst de moeizaam verkregen aandacht weer te verliezen. Het kind leert het emotionele appèl van de daken te schreeuwen om maar gehoord te worden en verdraagt geen afstand (hyper-arousal). Het kind ontwikkelt dan een beeld van de wereld als onbetrouwbaar en onveilig, en een beeld van zichzelf als onzelfstandig en afhankelijk. Het zal bij emotionele ontregeling, ook later in het leven, terugvallen op die claimende coping-strategie en dan allicht als 'eisend' of 'lastig' ervaren worden. Dit wordt een angstig-klampende hechtingsstijl genoemd (Mikulincer en Shaver 2007, p. 27). In de zorg zijn patiënten of naasten met deze hechtingsstijl vaak niet makkelijk. Ze vragen veel aandacht en zijn moeilijk gerust te stellen. Het kan voor de omgeving lastig zijn het appèl te onderkennen. De emotionele nood onder een huilbui is nog wel te zien, maar vaak krijgt het appèl de vorm van klagen, kritiek, eisen en boosheid. Dat kan bij naasten of professionals juist het eigen *window of tolerance* overschrijden. Bij deze mensen is het belangrijk om regelmatig momenten van aandacht in te lassen, ook als de betrokkene er niet om heeft gevraagd. Door die momenten bouwt deze een beeld van betrouwbaarheid en voorspelbaarheid op en wordt het vechten voor contact minder nodig.

Vangnet van verbondenheid

Iemand die veilig gehecht opgroeit, ontwikkelt op lange termijn door die hechting een grotere bandbreedte in het verdragen van pijnlijke en ambivalente emoties (Mikulincer en Shaver 2007, ► H. 8). Dat vormt een beschermende buffer. Maar hoe groot die buffer ook is, er doen zich onvermijdelijk ingrijpende en stressvolle gebeurtenissen in ons leven voor die onze kracht alsnog te boven gaan. Dan hebben we op korte termijn de emotionele steun van naasten nodig. In de palliatieve fase behoren het gezin, de familie en vrienden, maar evenzeer de (para) medische en verzorgende professionals tot dit vangnet. Ook op deze korte termijn zijn mensen met een geschiedenis van veilige hechting in het voordeel: ze kunnen effectiever om hulp en steun vragen. Het terugtrekkingsgedrag of de emotionele uitbarstingen van onveilig gehechte mensen zijn voor de omgeving minder makkelijk te verstaan en te beantwoorden als kreet om hulp, dan een rustige, directe vraag (Mikulincer en Shaver 2007).

Niet alleen een patiënt, ook de naasten moeten zich aanpassen aan de veranderende levensfase. Ook de naasten kunnen ontregeld raken en op hun beurt steun en begrip nodig hebben. Misschien reageren zij heel verschillend, of juist zozeer hetzelfde dat zij elkaar niet kunnen bijstaan. Het is belangrijk dat professionals de kwaliteit van die verbindingen rond een patiënt in het oog houden en ze zo nodig helpen herstellen. Dit geldt ook voor de kwaliteit van de contacten met professionals. Patiënt en familie kunnen boos zijn op de huisarts omdat die in hun ogen te laat heeft verwezen, of op de behandelend arts in het ziekenhuis omdat die zich in de palliatieve fase terugtrekt en hen daarmee voor hun gevoel 'in de steek laat'. De patiënt en diens naasten zijn erbij gebaat als dergelijke breuken in de werkrelatie weer kunnen worden besproken en zo mogelijk geheeld.

De verschuivende focus van hoop en vrees

Een speciale opgave voor patiënt en diens omgeving in de laatste levensfase is het leven met hoop en vrees. Naast alle andere moeilijk hanteerbare gevoelens verdienen deze aparte aandacht van professionals.

> **Meneer Visser**
>
> Meneer Visser is met een progressieve spierziekte opgenomen in het verpleeghuis. De klachten namen zo toe dat zijn vrouw en volwassen dochter de zorg thuis niet meer aankonden. In het verpleeghuis knapt hij op. Hij oefent veel met zijn rollator en hoopt dat hij weer terug naar huis kan. Het behandelteam raakt bezorgd. Zij zien zijn terugkeer naar huis niet gebeuren.

Tijdens het ziekteproces leven mensen met hoop en vrees. Er is vrees dat de ziekte terugkeert of de klachten verergeren. Maar er is ook hoop: op levenstijd, het nog meemaken van de geboorte van een kleinkind, of – zoals bij meneer Visser – nog terug te kunnen keren naar huis. Hoop en vrees zijn als twee kanten van dezelfde medaille, nu eens staat de hoop op de voorgrond, dan weer de wanhoop en de vrees. Mensen gaan heel verschillend om met de twee kanten van deze 'medaille'. Soms zien we hoe patiënten en naasten hoop en vrees onderling lijken te verdelen. Is de patiënt wanhopig en uitgeput van allerlei behandelingen, dan zien we de familie nog actief hopen op alternatieven. Deze dynamiek kan ook, zoals bij meneer Visser, ontstaan in het contact met professionals: waar hij nog hoopt op een terugkeer naar huis, raakt het behandelteam juist bezorgd.

Het is niet eenvoudig om met mensen in gesprek te komen over hun angst en wanhoop. In haar al wat oudere studie onder longkankerpatiënten signaleert The (1999) hoe moeilijk het is voor patiënten en hun behandelend artsen de vrees voor het sterven en het levenseinde te bespreken. Ondanks de slechte prognose die deze patiëntengroep heeft, blijkt in de gesprekken tussen patiënt en arts de hoop op de voorgrond te staan. De realiteit van en de vrees voor het naderende levenseinde komen nauwelijks aan bod. The concludeert dat onze cultuur vooral een cultuur van herstel is. Voor het bespreken van de vrees bestaat nog geen adequate taal.

Bij het naderen van het levenseinde valt op dat de hoop van patiënten en hun naaste betrokkenen niet verdwijnt, maar de invulling ervan verschuift (McIntyre en Chaplin 2001). Als patiënten zich nog redelijk goed voelen, is hun hoop doorgaans gericht op meer levenstijd. Maar als zij lichamelijk achteruit gaan en de klachten ten gevolge van de ziekte oprukken, zien we vaak deze focus plaatsmaken voor hoop op kwaliteit van leven, een waardig levenseinde en hoop op een periode waarin de verbondenheid met dierbaren op de voorgrond komt te staan. Professionals kunnen een belangrijke rol vervullen in het bespreken van hoop en vrees. Op grond van literatuuronderzoek hebben Olsman et al. (2013) drie invalshoeken in kaart gebracht die zorgverleners kunnen gebruiken om met patiënten te communiceren over hun hoop (zie ◘ tab. 6.1).

Een zorgverlener die vanuit een *realistisch* pespectief werkt, zal ernaar streven meneer Visser te helpen zijn optimistische verwachtingen bij te stellen, zodat hij de realiteit van zijn situatie meer onder ogen kan zien en zich instelt op een laatste levensfase in het verpleeghuis. Vanuit een *functioneel* perspectief gezien is de hoop van meneer Visser een vorm van coping die versterking en aanmoediging verdient. Een zorgverlener met een *narratieve* invalshoek zal meneer Vissers hoop opvatten als zijn vorm van zingeving, die niet versterkt of afgeremd hoeft te worden. De zorgverlener zal dan vooral proberen bij zijn waarden aansluiten en meezoeken

◘ **Tabel 6.1**   Perspectieven van zorgverleners op hoop van ongeneeslijk zieke patiënten (overgenomen en bewerkt van Olsman et al. 2013).

	realistisch	functioneel	narratief
hopen is	verwachten	coping	zin geven
hopen moet	waarheidsgetrouw zijn	helpend zijn	waardevol zijn
proberen hoop	aan te passen	te versterken	te duiden /betekenis te geven
rol zorgverlener	boodschapper	helper	gids

naar wat daarbij past. Olsman en collega's (2013) schrijven niet voor hoe of wanneer professionals deze perspectieven kunnen gebruiken, maar pleiten vooral voor de bewustwording dat er een keuze te maken is in in de wijze waarop hoop kan worden besproken.

Vos (2009) stelt dat ontkenning als copingstrategie een beschermende functie heeft. Zij onderzocht het effect van ontkenning op de kwaliteit van leven bij longkankerpatiënten. Patiënten die hun ziekte matig of toenemend wisten te ontkennen, bleken minder lichamelijke klachten (zoals moeheid, misselijkheid en braken) en een betere kwaliteit van leven te hebben dan patiënten met een laag niveau van ontkenning. Medische behandelaars kunnen patiënten steunen door respect te hebben voor de ontkenning en met hen te bespreken wat zij over hun ziekte en behandeling willen horen. Het beste is om eerst erkenning te geven aan de voorliggende hoop of wens van de patiënt, om daarna verbinding te maken met de achterliggende gevoelens van vrees en wanhoop. In de laatste paragraaf is hiervan een aantal voorbeelden beschreven.

Vier schokbrekers in de communicatie met patiënten

Wil een professional in gesprek komen met mevrouw Aardewijn of mevrouw Van Bokkum, dan doet hij er goed aan rekening te houden met de emotionele ontregeling van diegene. We bespreken vier vaardigheden of 'schokbrekers' die daarbij kunnen helpen.

Schokbreker 1: emotionele punctie

De emotionele punctie is bedoeld om de enorme vloed aan emoties van patiënten of naasten te laten afvloeien. Daarmee komen zij terug in hun *window of tolerance*, zodat ze weer in staat zijn op hun situatie te reflecteren en informatie te verwerken. Zoals een ouder met een overstuur kind, helpt de professional woorden te geven aan de belevingswereld van de patiënt, deze te ordenen en te erkennen in de context van zijn situatie. Door deze manier van contact leggen zal de patiënt of naaste de professional als een bondgenoot ervaren die hem terzijde staat. Zoals een geëmotioneerd kind vaak na enkele minuten alweer van schoot kan, hoeft ook deze fase in het gesprek niet lang te duren. Wel vraagt het van de professional de kunst om alle informatie en adviezen tijdelijk opzij te zetten. In reactie op mevrouw Aardewijn zou een passende reactie kunnen zijn:

» Ik krijg de indruk dat u er enorm van geschrokken bent dat er toch weer uitzaaiingen zijn gevonden. U had zo gehoopt dat het goed bleef gaan. En nu is die hoop de bodem in geslagen en bent u ten einde raad? Klopt dat? Zullen we samen eens zoeken naar wat voor u het belangrijkste is, en wat zou kunnen helpen? «

Bij mevrouw Van Bokkum zou de hulpverlener kunnen zeggen:

>> Ik begrijp dat u vreselijk ongerust bent over uw moeder en u erg geschrokken bent toen u haar zag? Dat u zich afvraagt of het wel goed gaat met haar en we haar wel goed genoeg in de gaten houden? **<<**

Schokbreker 2: normaliseren

Normaliseren houdt in dat de professional de emotionele reactie van de patiënt of naaste erkent als een begrijpelijke en normale reactie op de pijnlijke, abnormale situatie. Een normaliserende reactie begint vaak met: 'Ik maak vaker mee dat … Herkent u dat?' De emotionele reactie van de patiënt wordt gelegitimeerd en de professional nodigt de patiënt of naaste uit meer te vertellen over zijn belevingswereld. Normaliserende opmerkingen zijn vaak prettig om te horen. Ze verlagen de drempel om moeilijke onderwerpen bespreekbaar te maken en valideren de belevingswereld van de patiënt. Ook leggen normaliserende opmerkingen verbinding met anderen in soortgelijke situaties. Bovendien laat de professional merken dat hij dit soort ervaringen kent en ter zake kundig is; dat geeft een veilig gevoel aan de patiënt. In het geval van mevrouw Aardewijn zou een normaliserende opmerking kunnen zijn:

>> We maken vaker mee dat mensen die dit bericht krijgen van hun arts, totaal uit het lood geslagen zijn en niet goed weten hoe het verder met hen gaat. Herkent u dat? **<<**

Het kan ook helpen om de emotionele reactie van de patiënt te benoemen als een begrijpelijke reactie in het licht van diens karakter en sterke kanten. In het geval van mevrouw Van Bokkum zou zo'n reactie kunnen zijn:

>> Ik maak vaker mee dat naaste familieleden, die – net als u voor uw moeder – zo actief betrokken in de zorg zijn geweest, zich in zo'n laatste fase onthand en machteloos voelen. Herkent u dat? **<<**

Schokbreker 3: de veerkracht van patiënt en naasten benoemen

Emotioneel ontredderde mensen zijn geneigd negatief over zichzelf te denken. Deze negatieve gedachten drijven de wanhoop en angst nog verder op. Door waardering uit te spreken voor de krachtige, sterke kanten van patiënten en hun naasten, en voor de wijze waarop zij zich hebben geweerd in de strijd tegen ziekte, ouderdom en tegenslag, kan de professional helpen het zelfbeeld te herstellen. In gesprek met mevrouw Aardewijn:

>> Ik vind het bijzonder hoe u zich in de afgelopen tijd door de ziekte en de kuren heeft heengeslagen. Dat geeft mij ook veel vertrouwen voor nu: u vindt vast ook een weg om met deze nieuwe tegenslag om te gaan. **<<**

Belangrijk is niet te snel de veerkracht te onderstrepen, maar dat pas te doen als er met de emotionele punctie ruim erkenning en woorden zijn gegeven aan de gevoelens van de ander. Bij een te snelle benoeming van de veerkracht kan de patiënt of naaste de indruk krijgen dat de zorgverlener deze gevoelens bagatelliseert.

Schokbreker 4: hoop en vrees vertalen naar een wens in verbondenheid

Zoals eerder beschreven verschuift de focus van de hoop gedurende het voortschrijdend ziekteproces. Vooral als het lichamelijk lijden toeneemt, zien we mensen de hoop op meer levenstijd loslaten en zich richten op de waarden in hun leven waarmee ze zich nauw verbonden voelen. Maar bij patiënten die zich nog niet heel ziek voelen zoals meneer Visser, lijkt die verschuiving nog niet aan de orde. Hij is er nog niet aan toe om bezig te zijn met het naderend afscheid, het verdriet en zijn angsten daaromtrent. We hebben ook besproken hoe de verbinding met een ander kan helpen om een stressvolle ervaring te verdragen. Een professional kan helpen de verschuiving van de focus van de hoop in gang te zetten door te vragen naar wensen voor de komende tijd: 'Wat is voor u de komende tijd belangrijk?' Hoop en vrees die bij de patiënt leven kan hij helpen te herformuleren in termen van een wens in relatie tot een belangrijke ander. Een paar voorbeelden:

In gesprek met mevrouw Van Bokkum:

》 Dus voor u is het belangrijk dat we samen kijken hoe uw moeder zo comfortabel mogelijk ligt en u bij haar kan zijn, zonder zo ongerust te raken? 《

In gesprek met meneer Visser:

》 Dus voor u is het belangrijk dat we samen kijken hoe u zo mobiel mogelijk kan blijven? Dat we er in de komende tijd alles aan doen dat u zoveel mogelijk de regie over uw situatie kan vasthouden. Hoe kunnen we u daarbij helpen? 《

In gesprek met de vrouw en dochter van meneer Visser:

》 Dus voor u is het belangrijk dat we samen kijken of uw man en vader naar huis kan en hoe we de zorg thuis dan zo kunnen organiseren, dat het u beiden niet boven het hoofd groeit. 《

Tot besluit

In verbondenheid met hun naasten – zowel hun familie en vrienden als de betrokken professionals – kunnen patiënten veel aan. Dat is te onderbouwen vanuit de hechtingstheorie en het *window of tolerance* als model voor emotieregulatie. Als toch sprake is van sterke ontregeling, is het belangrijk dit als professional te kunnen herkennen en daar adequaat op te reageren. We hebben vier vaardigheden beschreven die daarbij in de communicatie met de patiënt en familie helpend kunnen zijn. Het zijn handvatten om stapsgewijs aan te sluiten bij emotioneel ontregelde patiënten of naasten. Het vraagt enige durf en oefening om zich deze eigen te maken. Maar dan vormen ze bouwstenen voor de ontwikkeling van een stevige samenwerkingsrelatie waarin invulling kan worden gegeven aan goede palliatieve zorg en begeleiding bij de naderende dood.

Literatuur

Coan, J. A., Schaefer, H. S., & Davidson, R. J. (2006). Lending a hand: Social regulation of the neural response to threat. *Psychological Science, 17*(12), 1032–1039.

Kleber, R. J., Brom, D., & Defares, P. B. (2003). *Coping with trauma: Theory, prevention and treatment.* London: CRC Press/Taylor & Francis.

McIntyre, R., & Chaplin, J. (2001). Hope: The heart of palliative care. In S. Kinghorn & R. Gamlin (Eds.), *Palliative nursing: Bringing comfort and hope* (pp. 129–145). Edinburgh: Bailliere Tindall.

Mikulincer, M., & Shaver, P. R. (2007). *Attachment in adulthood: Structure, dynamics, and change.* New York: Guilford.

Ogden, P., & Minton, K. (2000). Sensorimotor psychotherapy: One method for processing traumatic memory. *Traumatology, 6*(3), 149–173.

Olsman, E., Willems, D., & Leget, C. (2013). Werken met drie perspectieven op hoop van ongeneeslijk zieke mensen. *Tijdschrift voor Ouderengeneeskunde, 38*(3), 142–145.

Schnall, S., Harber, H. D., Stefanuzzi, J. K., & Proffitt, D. R. (2008). Social support and the perception of geographical slant. *Journal of Experimental Social Psychology, 44*(5), 1246–1255.

The, A. M. (1999). *Tussen hoop en vrees: Palliatieve behandeling en communicatie in ziekenhuizen.* Houten: Bohn Stafleu Van Loghum.

Vos, M. S. (2009). Ontkenning. In H. de Haes, L. Gualthérie van Weezel, & R. Sanderman (red.), *Psychologische patiëntenzorg in de oncologie: Handboek voor de professional* (pag. 361–372). Assen: Van Gorcum.

Aanbevolen

Haes, H. de, Gualthérie van Weezel, L., & Sanderman, R. (red.). (2009). *Psychologische patiëntenzorg in de oncologie: Handboek voor de professional.* Assen: Van Gorcum.

Geloof en (wan)hoop in de laatste levensfase

De rol van levensbeschouwing

Etje Verhagen-Krikke

M. Vink et al. (Red.), *Klaar met leven?*, DOI 10.1007/978-90-368-1094-4_7,
© 2016 Bohn Stafleu van Loghum, onderdeel van Springer Media BV

> ┌─ **Kernboodschappen** ───
> │
> │ ▬ Geloof kan in de laatste levensfase veel steun geven, maar soms ook wanhoop en angst
> │   teweegbrengen.
> │ ▬ Hoewel een groot deel van de Nederlanders zich niet meer gelovig noemt, leven bij
> │   velen traditionele denkbeelden rond de dood en wat daarna komt nog voort.
> │ ▬ Geloofsbeleving is voor zowel patiënten als voor zorgverleners een persoonlijk onder-
> │   werp waar men niet zo maar vrijuit met iedereen over spreekt.
> │ ▬ Het is van waarde wanneer zorgverleners aandacht geven aan factoren die te maken
> │   hebben met geloof en die rust of onrust veroorzaken in de laatste levensfase.
> │ ▬ Een constructief samenspel tussen geestelijk verzorger en psycholoog kan nodig zijn
> │   om ouderen in hun laatste levensfase de ondersteuning te bieden die zij nodig hebben.

Geloof kan in de laatste fase van het leven veel steun geven maar soms ook grote onrust veroor-zaken. Het is belangrijk dat zorgverleners daar alert op zijn, zodat patiënten en hun naasten op de juiste manier worden begeleid. Het is in deze tijd niet meer vanzelfsprekend dat alle zorgver-leners zelf actief bezig zijn met geloof of aangesloten zijn bij een kerk of levensbeschouwelijke genootschap. Dat hoeft geen probleem te zijn: vanuit een open houding waarbij interesse voor wat de patiënt beweegt centraal staat, kan uitstekend ingespeeld worden op wensen en behoef-tes op dit terrein.

Aandacht voor spiritualiteit wordt de laatste jaren steeds meer geïntegreerd in de oude-renzorg. In de definitie van de Wereldgezondheidsorganisatie van palliatieve zorg (WHO 2002) staat het vroegtijdig signaleren en zorgvuldig beoordelen en behandelen van spirituele problemen op één lijn met aandacht voor lichamelijke en psychosociale problemen. In Neder-land is hieraan uitwerking gegeven in de Richtlijn Spirituele Zorg, verschenen in het Richtlij-nenboek van de Integrale Kankercentra Nederland (2010). In de Richtlijn wordt onderscheid gemaakt tussen drie typen situaties: ten eerste waarin kan worden volstaan met alledaagse aandacht voor levensvragen in de zorg; ten tweede waarin patiënten behoefte hebben aan begeleiding; en ten derde waarin de worsteling met levensvragen tot een existentiële crisis leidt die vraagt om crisisinterventie door een psycholoog, maatschappelijk werker of geestelijk verzorger.

Zowel psychologen, maatschappelijk werkers als geestelijk verzorgers kunnen in de zorg voor mensen rond het levenseinde veel betekenen, ieder vanuit de eigen discipline maar vooral ook door in goede samenwerking elkaar aan te vullen. De psycholoog onderzoekt en behandelt psychische problematiek, zoals depressie, angst en paniek, posttraumatische stressstoornissen of klachten die ontstaan door spanningen binnen het systeem. De maatschappelijk werker heeft vaak vooral het systeem als invalshoek. En de geestelijk verzorger, gespecialiseerd in de begeleiding bij existentiële crises en bij vragen die voortkomen uit geloof of levensbe-schouwing, voegt hieraan een extra dimensie toe door te focussen op andere lagen van het bestaan. Juist in de laatste levensfase speelt zich op meerdere levensterreinen vaak veel af. Het levensverhaal moet worden afgerond en de confrontatie daarmee kan oude pijn luxeren. Het is belangrijk daar aandacht voor te hebben en zo nodig een adequate behandeling in te stellen, aangepast aan de fysieke en psychosociale mogelijkheden van de patiënt. Toegang vinden tot specifiek voor deze patiënt waardevolle bronnen van rust, inspiratie en troost kan van grote waarde zijn.

⬛ **Tabel 7.1**   Kerkelijke gezindte in Nederland, 18 jaar of ouder. (Bron: Centraal Bureau voor de Statistiek 2014)

perioden	kerkelijke gezindte (in percentages)					
	geen kerkelijke gezindte	rooms-katholiek	protestantse kerk in Nederland	nederlands hervormd	gerefor-meerd	overige kerkelijke gezindten
1899	2	35	–	48	8	6
1980	26	38	–	21	9	5
2000	40	32	–	14	7	8
2010	45	27	6	8	4	10
2013	47	26	5	7	3	11

Veranderingen in het kerkelijk landschap

Nog niet zo lang geleden waren de kaarten binnen onze christelijke cultuur helder geschud wanneer iemand ging sterven: je ging naar de hemel of naar de hel en bij rooms-katholieken had je nog het vagevuur als tussengebied. De route was duidelijk voor gelovigen en de bestemming waar je naar kon verlangen lag vast. De hemel is aantrekkelijk: er is geen honger of dorst, je wordt verwelkomd door eerder overleden dierbaren en je krijgt deel aan het eeuwig leven dicht bij God. De hel is een afschuwelijke plek waar een alles verterend vuur de gestorvene verschrikkelijke pijnen laat lijden.

Tegenwoordig ligt het allemaal een stuk ingewikkelder. Het kerkelijk landschap is in de afgelopen eeuw fors veranderd en daarmee ook de rol die het geloof in het leven van veel mensen speelt. Aan het begin van de twintigste eeuw was ongeveer 35–40 % van de Nederlandse bevolking rooms-katholiek, ruim 45 % Nederlands hervormd, een kleine 10 % gereformeerd en was er een kleine groep van mensen die tot de overige kerkelijke gezindten behoorden (Centraal Bureau voor de Statistiek 2014; zie ⬛ tab. 7.1). Er waren nauwelijks mensen die geen kerkelijke binding hadden. Als we kijken naar de tellingen van 2013 zien we een heel ander beeld: nu geeft 47 % van de bevolking aan niet tot een kerkelijke gezindte te behoren, 26 % noemt zich nog rooms-katholiek, 5 % is Nederlands hervormd, 3 % gereformeerd en iets meer dan 10 % geeft aan tot een andere kerkelijke gezindte te behoren.

Deze verschuiving heeft grote consequenties, niet alleen voor de kerken als instituut maar ook voor de sociale samenhang die voor een groot deel gebaseerd was op lid zijn van een bepaalde religieuze groep. Je kocht je vlees als je gereformeerd was niet bij de katholieke slager en een katholiek ging niet naar de hervormde bakker. De groepen waren duidelijk omschreven en in de meeste gevallen was dat ook zo met de leer. Er was weinig discussie, de autoriteit van de geestelijkheid stond als een paal boven water en dogma's werden, behalve in de vrijzinnige hoek, nauwelijks ter discussie gesteld.

Uit een onderzoek naar spiritualiteit en religie onder 12.000 Nederlanders in opdracht van het dagblad Trouw (2015) door VU-onderzoekers Krouwel en Van Saane, blijkt dat nog maar 17 % van de bevolking zich gelovig noemt, 27 % valt onder de term 'ietsist', 31 % agnost en 25 % atheïst. Dit betekent dat leven vanuit een vast omschreven geloof voor de meeste inwoners van ons land niet meer aan de orde is. Voor veel ouderen kan dat echter nog wèl zo zijn. Een probleem kan zijn dat zij daarin geen aansluiting meer vinden bij naasten uit volgende generaties. De huidige ouderen zijn opgegroeid in een tijd dat de kerk nog een integraal onderdeel was van het leven.

Patiënt		

'Nu ik zo ziek ben vind ik het jammer dat ik niet meer geloof. Vroeger ging ik naar de kerk, met mijn ouders, en na mijn huwelijk is dat in het slop geraakt. Ik heb het nooit zo gemist, het was wel rustig. Maar nu ben ik diep van binnen jaloers op de mensen die er nog wel iets mee kunnen. Ik wilde dat ik het ook weer kon voelen, maar ik ben het helemaal kwijt.'

Alhoewel het aantal gelovige Nederlanders aanzienlijk is afgenomen, laat het onderzoek ook zien dat traditioneel religieuze denkbeelden nog blijven voortleven: ruim de helft van de Nederlanders geeft aan te geloven in een leven na de dood (Trouw 2015). Van deze groep is een derde overtuigd van het bestaan van een hemel. 28 % van de Nederlanders in dit onderzoek zegt dat er niets is en 19 % weet het niet. Van de hele bevolking gelooft 10 % in een weerzien van familie en dierbaren en 10 % in het voortbestaan van de geest, ziel of het bewustzijn.

Omgaan met de dood vanuit verschillende religies

Hoe mensen toeleven naar hun sterven hangt in grote mate samen met hun levensbeschouwing: wie geen idee heeft van wat er na de dood komt en dat prima vindt, beleeft het levenseinde anders dan wie in grote angst en met schuldbesef verwacht voor Gods rechterstoel te moeten verschijnen. Het is belangrijk te beseffen dat ook binnen religies en denominaties heel verschillend gedacht kan worden over wat er gebeurt na de dood. Binnen het bestek van dit hoofdstuk is het niet mogelijk gedetailleerd op deze verschillen in te gaan.

Christendom – protestants

In de orthodox protestantse opvatting is de mens niet uit zichzelf in staat tot iets goeds en kun je er dus ook nooit zeker zijn of het eeuwig leven wel voor jou bestemd is. Het zou ook hoogmoedig zijn om te denken dat je wel naar de hemel zou kunnen gaan. Door je zeer bewust te zijn van je zondigheid en daar in diepe deemoed en onderwerping aan Gods rechtvaardigheid mee te leven, vinden mensen vaak toch wel troost en hebben ze hoop dat het goed zal komen na hun sterven. Jezus Christus is gestorven en heeft daarmee de zonden verzoend, maar tegelijk zijn de mensen ook zelf verantwoordelijk. Dat is voor velen een angstaanjagend dogma, want er is weinig zekerheid en vertrouwen op de genade van de vergeving. Bij het opmaken van de balans van hun leven valt die vaak negatief uit, ook als in de ogen van een buitenstaander geen grote fouten zijn gemaakt.

Bij vrijzinniger stromingen binnen het protestantisme overheerst meer het geloof in de grote liefde en barmhartigheid van God. Daar zijn mensen over het algemeen minder bang voor het levenseinde, het beeld van de hel heeft afgedaan. Een veel aangehaalde tekst van Huub Oosterhuis is: 'niemand valt of hij valt in Uw handen, niemand leeft of hij leeft naar U toe' (Oosterhuis 1988). In deze opvatting vinden veel mensen troost en vertrouwen: wat er ook zal gebeuren na het sterven, het zal een liefdevolle overgang zijn. Veel leden van de Protestantse Kerk in Nederland (PKN, de in 2004 gefuseerde Nederlands Hervormde kerk, de Gereformeerde kerken in Nederland en de Evangelisch-Lutherse kerk in het Koninkrijk der Nederlanden) gaan uit van het eeuwige leven en vinden steun en troost in hun geloof. Ouderen grijpen soms terug op het geloof van hun kindertijd, waarin geborgenheid en het beeld van God als goede vader die altijd voor zijn kinderen zorgt centraal staan. Als bijbeltekst wordt vaak aangehaald: 'Zolang wij leven, leven we voor de Heer; en wanneer wij sterven, sterven we voor de Heer.' Dus of we nu leven of sterven, we zijn altijd van de Heer.

Christendom – rooms-katholiek

Bij rooms-katholieken ligt het anders: door goede werken te doen of het laten lezen van missen voor overleden familieleden kun je het proces van naar de hemel gaan bespoedigen. Bovendien kan Maria, de moeder Gods, als bemiddelaarster veel voor de mensen doen. Het rooms-katholieke geloof is minder angstig, het wordt wel een 'blijer' geloof genoemd, met meer vertrouwen op een goede afloop. Er is ook meer ruimte voor vergeving. Tegenwoordig wordt niet vaak meer de biecht afgenomen, maar in principe was dat wel een heilzaam systeem. Wie iets had misdaan, kon zich daarover uitspreken en kreeg een mogelijkheid het goed te maken of althans er iets tegen over te stellen. Dan was de misstap weer vereffend. In het systeem zit logica en dat geeft overzicht en rust. Een van de belangrijke rituelen in de rooms katholieke kerk is de ziekenzalving. Daarbij wordt gebeden om kracht en moed voor de patiënt voor de laatste fase van het ziek zijn en voor de reis naar het hiernamaals. Zowel de patiënt als de aanwezige familie ervaren dit sacrament vaak als een mooi ritueel en voelen zich er door gesterkt. Overigens wordt ook in protestantse kerken steeds vaker naar een vorm hiervoor gezocht, bijvoorbeeld in het vieren van het avondmaal bij de patiënt aan het bed of het vragen om een zegen voor de zieke.

Islam

Moslims geloven dat Allah ieder mens een bepaald aantal dagen gegeven heeft om te leven. Dat aantal ligt vast en is het lot waar niets aan veranderd kan worden, behalve wanneer Allah daar toestemming voor geeft. Leven en dood zijn in de handen van Allah. Doel van het leven is de beproeving: wie verricht de beste daden? Na de dood volgt de ontmoeting met Allah, een spannende dag waarop je 'wakker wordt'. De dood is geen einde maar het begin van een nieuwe leven in het hiernamaals (Doolaard 2006). Als een mens ziek wordt, moet alles worden gedaan om te genezen. Artsen is de kennis gegeven om zich daarvoor in te zetten. Als genezing niet meer mogelijk is, moet de patiënt zich voorbereiden op de ontmoeting met Allah bij het sterven. Het is belangrijk dat een patiënt die gaat sterven niet alleen is en dat er zoveel mogelijk familie bij hem is. Er moet uit de Koran gereciteerd worden. Na het overlijden vindt een rituele wassing plaats en moeten de laatste gebeden worden gezegd.

Vroeger was het sterven met veel angst omgeven, maar dat was vooral vanwege mogelijke fysieke pijn. Nu er meer pijnbestrijding mogelijk is, wordt die angst voor veel moslims minder groot. Bij oudere moslims die het Nederlands niet goed beheersen ontstaat echter vaak extra spanning door het sterven in een vreemd land, met de bijbehorende onzekerheid of alles wat ze belangrijk vinden goed begrepen en opgevolgd wordt. Een grote wens is bijvoorbeeld om helder van geest voor Allah te verschijnen. Een gesprek over pijnbestrijding of palliatieve sedatie kan dan onrust veroorzaken doordat de patiënt of familie bang zijn dat, zonder dat zij daar voor kiezen, middelen toegediend zullen worden die de patiënt suf maken of het sterven bespoedigen. Dat betekent dat bijvoorbeeld palliatieve sedatie slechts na zorgvuldige uitleg kan worden toegepast zonder religieuze problemen te veroorzaken. De documentaire 'Ik heb een dokter in Marokko' (Dinnissen en Laere 2014), die laat zien hoe patiënten van niet-westerse afkomst omgaan met ziekte en dood, brengt dit mooi in beeld.

Jodendom

In het Jodendom wordt sterk gehecht aan het leven dat door God geschapen is. God heeft voor iedereen besloten wanneer het sterven komt, hij geeft het leven en neemt het terug. Eventueel lijden in dit leven heeft een louterende functie, vooral gericht op het Toekomstig Leven. Als je leeft alsof je ieder moment zou kunnen sterven, dan doe je het goed en ben je voorbereid. Angst voor de dood wordt benoemd als angst voor het onbekende. Als je vol berouw leeft over wat je hebt misdaan, ben je klaar voor het deelnemen aan het grote feest van het leven na dit leven. Belangrijk voor de begeleiding is het concept dat ieder moment van het leven essentieel is. Iemand kan zich volgens de Joodse traditie in één ogenblik veranderen van een slecht tot een rechtvaardig mens. In dit ene ogenblik kan hij daardoor een plaats in de Toekomstige Wereld verwerven. Dit kan ook in de stervensfase nog gebeuren (Evers 2006). Omdat het belangrijk is dat de hoop op herstel niet verloren gaat en de stervende niet de moed verliest, wordt een slechte prognose – net als bij islamitische patiënten – in het algemeen niet met de patiënt gedeeld. Een zieke moet ruimte krijgen voor reflectie. Ziekenbezoek moet niet afleiden van waar de patiënt mee bezig moet zijn. De Goddelijke aanwezigheid zit aan het hoofdeinde van het bed, de Engel des Doods aan het voeteneinde. Het is dus niet gepast op die beide plekken plaats te nemen. De stervende moet het hele proces zo bewust mogelijk meemaken en zijn zonden belijden volgens een vast omschreven tekst. Helderheid is van groot belang, pijnbestrijding mag daarom ook bij de Joden niet leiden tot versuffing. De naasten bidden mee en spreken psalmen uit. Vlak voor het sterven wordt de Joodse geloofsbelijdenis uitgesproken, zo mogelijk ook door de stervende. Wat na de dood komt laat men over aan de zorg van de Allerhoogste.

Multiple religious belonging

De groep mensen die valt in de nieuwe categorie *multiple religious belonging* is een gemêleerd gezelschap zonder duidelijke geloofsinhouden of dogma's uit één religie of levensbeschouwing (Kalsky en Pruim 2014). Ze creëren hun eigen mix van beelden en aannames en laten zich inspireren door rituelen, teksten en belangrijke personen uit diverse culturen en tradities. Voor hen is vaak niet meer zo duidelijk wat er na het sterven gaat gebeuren. Ze beschrijven hun verwachting soms in termen van reïncarnatie, of in voortbestaan van energieën. Het is steeds gewoner geworden met dit soort thema's bezig te zijn. Het enigszins zweverige imago uit de tijd van de New Age beweging is vervangen door positievere kenmerken: het is goed bewust te leven, zich te laten inspireren door bijvoorbeeld boeddhistische leraren en *mindfulness* is hip en in.

'Ik voel me heel goed bij mijn vriendinnen die ook bezig zijn met sterrenbeelden, mooie teksten van Boeddha en uit de Keltische traditie. We steunen elkaar als we het moeilijk hebben en sturen elkaar lieve berichtjes. Een van ons is heks, heel interessant vind ik dat. Ik schilder intuïtief, meestal klopt wat ik schilder met wat ik een tijdje daarvoor gedroomd heb en dan valt alles op zijn plek. Ik hoop op een mooie overgang van dit leven naar wat er hierna komt. De kleuren die ik in mijn dromen zie zijn zo bijzonder dat ik me er bijna op verheug.'

Opvallend is dat er in deze opstelling vaak sprake is van zoeken naar logica: er moet wel iets zijn, want alles kan toch niet voor niets zijn? Maar sommigen noemen ook de mogelijkheid van een zwart gat. Of men houdt het helemaal open: geen idee van wat er gaat gebeuren. Ook zonder godsgeloof blijken mensen zich het hiernamaals als een prettige plek voor te stellen. De beschrijving 'hemel' is verreweg het populairst. Godsdienstpsycholoog Joke van Saane vindt dat niet vreemd: 'Als je zelf mag kiezen, ga je voor iets wat je goed bevalt. Daarmee ben je wat aardiger voor jezelf' (Trouw 2015). Die houding past bij een hedonistisch ingestelde samenleving. Geloof in de hel is stukken minder populair, nog maar 4 % van de Nederlanders gelooft daar in.

Hoop en rust in de laatste levensfase door het geloof

Geloof kan in de laatste fase van het leven op verschillende manieren rust brengen. Ik spits het hier toe op het christelijke geloof, maar veel punten gelden ook voor andere religies en levensbeschouwingen. Het lijden kan worden gezien als iets dat hoort bij het leven. In de Bijbel staan verhalen over hoe dat ondergaan moet worden, namelijk met volledig vertrouwen op de liefde van God. Je kan je daar in oefenen. Zo kan lijden zin krijgen en het op een goede manier afscheid nemen van het leven een doel zijn om naar te streven.

'Veel mensen vragen zich af: waarom moet mij dit overkomen? Maar dat doe ik niet, ik zeg dan altijd: waarom mij niet. Ik ben ook gewoon een mens, net als ieder ander. En daar hoort bij dat je ziek kunt worden en dat je gaat sterven. Ik ben al oud en prijs me gelukkig dat ik zo lang heb mogen leven. Daar wil ik van uitgaan, niet van dat ik nog liever honderd was geworden, net als mijn vader. Het is jammer dat dat niet gaat gebeuren, maar ik wil daar niet over zeuren, daarmee maak ik het alleen maar moeilijker voor mijn vrouw en kinderen.'

Op die manier met het lijden omgaan kan troost bieden: je bent niet de enige die moet lijden, het is niet 'tegen' jou gericht. Christus heeft het ergste al ondergaan en in zijn lijden wordt ook het lijden van jou als mens erkend. Veel gelovigen gaan ervan uit dat God het lijden niet wil maar er wel bij blijft als het zich aandient. Gods naam betekent ' Ik zal er zijn'. Als een patiënt erop kan vertrouwen dat hij zelf, maar ook zijn nabestaanden, nooit alleen zullen zijn hoe groot het verdriet ook is, geeft dat steun. Gelovigen die zeker weten dat er een hemel is en dat wat ze in hun leven verkeerd gedaan hebben in genade zal worden aangezien, vinden daar rust en vertrouwen in. Veel gelovigen zijn er zeker van dat ze overleden geliefden zullen terugzien na de dood. Sommigen geloven ook in de wederopstanding en zijn vanuit dat geloof minder bang. Verhalen over bijna-dood ervaringen versterken bij veel mensen de zekerheid dat er een leven is na de dood en geven hen daardoor rust (Lommel 2009). Kritische kanttekeningen en alternatieve verklaringen voor deze fenomenen vinden weinig gehoor bij wie zoekt naar bewijzen van een mooi leven na dit leven.

Ontwaken uit een levensbeschouwelijk coma

Lijden en ziekte werken als versterkers van 'dieptevragen'. Door het naderende levenseinde wordt het geloof soms ineens weer gewekt. Manu Keirse gebruikt hiervoor de term 'ontwaken uit een levensbeschouwelijk coma' (Keirse 2004). Als er geen andere redding meer voorhanden lijkt te liggen, richten we ons vaak tot een hogere macht in de hoop dat die nog wel iets voor ons kan betekenen. Zo wordt de hernieuwde spiritualiteit een manier om de ervaren machteloosheid te bestrijden. Mensen in de laatste levensfase voelen zich vaak ineens meer rechtstreeks met God verbonden. Ze ervaren minder druk door regels van de kerk. Het geloof wordt meer puur beleefd als iets tussen de persoon zelf en het Heilige. De naderende dood kan mensen overigens ook dichter bij zichzelf brengen. De grote buitenwereld wordt minder belangrijk, ze worden sensitiever voor wat voor hen zelf echt belangrijk is en wat niet.

Een patiënt		

'Als ik nu samen met mijn vrouw met de honden in het bos loop, zie en ruik ik veel meer dan vroeger. Ik ben me bewust van het wonder van de natuur en realiseer me dat ik dit allemaal toch nog mee kan maken. Dat is niet iedereen gegund. Als ik daarbij stilsta voel ik me gelukkig ondanks mijn heel onzekere toekomst. De tumor kan ieder moment weer gaan groeien, maar deze ervaringen kan niemand me meer afnemen. En materiële zaken: ik kan me er niet meer druk over maken. Vroeger wel, toen was mijn mooie auto alles voor me. Nu boeien dat soort dingen me helemaal niet meer. Nee, mijn gezin en contacten met vrienden, dat is nu het enige dat echt telt.'

De grotere gevoeligheid voor wat werkelijk van waarde is, kan ook leiden tot meer aandacht voor symboliek. Bijvoorbeeld het branden van een kaars, een mooi gedicht, weten dat mensen aan je denken of voor je bidden, het krijgt allemaal een grotere lading. Zich geborgen voelen wordt vaak belangrijker. Dat kan doordat je niet alleen gelaten wordt, door een tedere aanraking, door nabijheid van mensen met wie je een nauwe band hebt, weten dat je altijd een beroep op ze mag doen. Maar ook door troostende religieuze teksten waarin aangegeven wordt dat God er altijd bij is, dat je mag hopen op een liefdevolle opvang na de dood. Bijvoorbeeld psalm 23 (Liedboek voor de kerken 1973) geeft steun en troost in zware tijden:

》 De Heer is mijn Herder!
Hij waakt voor mijn ziel,
Hij brengt mij op wegen
van goedheid en zegen,
Hij schraagt m', als ik wankel,
Hij draagt m', als ik viel. **《**

Beschermengelen kunnen ook veel voor iemand betekenen. Angstige mensen ervaren dat ze behoed worden, dat er een bovenmenselijke beschutting is voor hun situatie. Ook bijgeloof kan deze functie hebben. Hoe kwetsbaarder men zich voelt, des te groter is vaak de invloed van bezwerende woorden en handelingen. Ze geven het gevoel controle te kunnen uitoefenen op wat er gaat gebeuren. Op die manier geven ze steun bij het verdragen van wat in principe onvoorspelbaar en oncontroleerbaar is. Soms gaan mensen met God in onderhandeling: 'Als ik iets goeds doe, kunt U dan mijn leven verlengen of redden?' De macht van God blijft in een positief daglicht staan, maar je moet er kennelijk meer voor doen om hem te vermurwen. Dat kan rust geven doordat je je als patiënt of familie niet geheel machteloos hoeft te blijven voelen; je kunt iets beloven, er iets aan doen. Dit leidt soms tot dwangmatig gedrag en obsessief vasthouden aan de mogelijkheid het lot te keren. Tegen alle signalen in blijven vasthouden aan geloof in een wonder dat vast zal komen, heeft trekken van magisch denken. Deze copingstijlen bieden aanvankelijk houvast, maar uiteindelijk zal iemand toch moeten verdragen dat het lijden en afscheid onherroepelijk doorzetten. Wel geven deze copingstrategieën hoop en energie: het kán immers nog goed komen. Deze manier van redeneren gaat uit van 'voor wat hoort wat', van het uitvoeren van een sluitend rechtvaardig systeem door God.

Wanhoop en angst in de laatste levensfase door het geloof

Geloof kan in de laatste fase van het leven op verschillende manieren onrust brengen. Dit zien we wanneer mensen niet tevreden zijn over hoe hun leven gelopen is. Het kan enorm belastend zijn als je je tekortgedaan voelt door God omdat gebeden niet verhoord werden en hij niet de rechtvaardigheid betrachtte die je verwachtte. Want hoe moet je je in ziekte en bij voorbereiding op het sterven toevertrouwen aan een God die je teleurgesteld heeft? Vaak ervaren mensen dat ze zich in gebed richten tot God en geen antwoord krijgen. Dat kan leiden tot intens verdriet en gevoelens van in de steek gelaten worden. Ze vinden dat ze 'recht' hebben op een antwoord, worden boos en vragen zich af wat ze nog meer moeten doen om gehoor te vinden. Of vragen zich af of God bij nader inzien een fictie is, en dat ze zich daarmee zullen moeten verzoenen na een leven lang gerichtheid op een levende God.

God doet niks

'Ik begrijp er niets van: ik heb altijd zo mijn best gedaan om aardig en behulpzaam te zijn en heb veel gedaan voor de kerk, en nu doet God niks. We bidden zelf, onze kinderen, de gemeente, iedereen vraagt om genezing voor mij en toch gaat het helemaal mis. God antwoordt niet eens als ik het soms uitschreeuw van de pijn en de wanhoop. En toch blijf ik hopen op een wonder, Hij zal toch uiteindelijk wel naar mij omzien? Of doe ik toch iets verkeerd? Hoop ik te hard?'

Wanneer God wordt gezien als bepalend en sturend in alles wat ons overkomt, kan dat veel vragen oproepen: waarom doet God jou en je familie dit lijden aan? Is hij een goede vader als hij dit op jouw bord legt? De reactie kan tweeledig zijn. Mensen kunnen zich helemaal van God afkeren of ze ervaren wat hen overkomt als deel van het mysterie dat wij niet kunnen doorgronden: Gods werk ligt met de mooie kant naar Hem toe, wij zien alleen de afhechtdraadjes en kunnen de schoonheid van het patroon niet zien. Veel mensen maken ook een splitsing in waar God wel en geen invloed op heeft: ziekte hoort bij de natuur en God lijdt mee met de mensen die iets naars overkomt. Dat geeft troost en lost het probleem op door de verantwoordelijkheid voor het lijden buiten Gods invloed te plaatsen.

Schuldgevoelens en angst voor weerzien

Evaluatie aan het eind van het leven kan aanleiding geven tot herbeleven van schuldgevoelens en het besef dat er geen gelegenheid meer is om iets goed te maken. Dan rest alleen nog de hoop op vergeving, terwijl daar juist binnen de orthodoxie weinig ruimte voor is.

De hel		

'Ik ben zo verschrikkelijk bang dat het toch allemaal waar blijkt te zijn wat ik vroeger in de kerk allemaal gezegd gekregen heb. Dat de hel bestaat en zo, ik heb dat jaren niet willen geloven, maar stel dat het toch zo is, dan heb ik me jaren niet aan de regels van de Bijbel gehouden. En nu kan ik er niks meer aan doen. Ik durf niet naar een dominee te gaan, die ziet me aankomen na zo lange tijd. Ik ben soms wanhopig en zou wel willen bidden maar dat kan ik niet maken, niet nu nog, daarvoor is het te laat. Ik lig soms rillend in mijn bed en kan me niet voorstellen dat het nog goed komt met mij.'

Geloof in een leven na dood en het terugzien van overledenen kan soms ook nog op een andere wijze lijden tot angst bij het naderend levenseinde. Wanneer mensen logisch doordenken kunnen ze onrustig worden omdat ze zich niet kunnen voorstellen dat je elkaar kunt terugvinden als er al zoveel mensen in de hemel zijn. Of ze willen iemand echt nooit meer zien, bijvoorbeeld na seksueel misbruik, en zijn bang dat er dan alsnog weer een confrontatie met de dader zal zijn.

Begeleiding bij onrust door het geloof

Het is van belang om onrust die ontstaan is door of rond het geloof serieus te nemen en te benoemen. De beleving kan al ten goede veranderen door vragen te stellen en er woorden aan te geven: als zorgverlener geef je aan dat je het geloof een belangrijk onderwerp vindt en dat het niet raar is wanneer iemand hier intensief mee bezig is. In iedere periode van het leven kan het voorkomen dat iemand worstelt met het geloof en met zijn relatie met God, maar juist in de laatste levensfase is het een wezenlijk onderdeel van de zorg om daarop in te gaan. Het gaat immers om betekenisgeving bij een van de belangrijkste fases in het leven: wat overkomt je nu het einde in zicht komt, hoe kijk je daarnaar, ervaar je iets van zingeving in dit hele proces, kun je steun vinden bij bronnen die eerder in je leven van belang waren of ben je die verbinding juist kwijt?

Het hanteren van een therapeutische basishouding, waarvan empathie, onvoorwaardelijk respect en echtheid de basiselementen zijn, is in dergelijke gevallen van essentieel belang (Leijssen 1995). De patiënt en zijn naasten moeten kunnen ervaren dat al hun emoties er mogen zijn, er is geen goed of fout. Iemand kan en mag alles voelen, denken, overal aan twijfelen, boos of verdrietig zijn of juist opluchting en vreugde ervaren. Er hoeft geen keus gemaakt te worden, ook tegenstrijdige gevoelens en gedachten kunnen naast elkaar voorkomen en door elkaar heenlopen. Juist het maken van ruimte voor alle emoties, vragen en soms wanhopige gedachten heeft een heilzame werking. Door de patiënt uit te nodigen er iets over te zeggen komen deze vaak zo pijnlijke en moeilijke hersenspinsels in het licht. Dat vermindert de belasting van het alleen en soms eenzaam moeten verdragen van al deze ervaringen. Door communiceren wordt het iets van mensen met elkaar. De patiënt kan merken dat de zorgverlener hem er niet op veroordeelt, en hem begrip en erkenning geeft. Niet omdat men het altijd eens is met de gedachtegang, of het net zo ervaart, maar vanuit een oprechte betrokkenheid met de beleving van de patiënt. Deze solidariteit, vormgegeven in werkelijke aandacht, is troostrijk en werkt vaak helend.

Samenspel psycholoog en geestelijk verzorger

Bij onrust door het geloof is het van belang zowel oog te hebben voor zingevingsproblematiek en levensbeschouwelijke aspecten als voor mogelijke psychopathologie en problemen binnen het systeem. De vraag naar vergeving is een heel andere aan een slachtoffer van vervolging dan aan iemand die zelf anderen iets heeft aangedaan. En vanuit narcisme of depressie kan juist het zich toevertrouwen aan een ander of de Ander bemoeilijkt worden, hoe graag de persoon misschien ook zou willen dat dat anders was. Samenwerking tussen psycholoog en geestelijk verzorger kan van grote waarde zijn: een goede omgang met wat zich aandient bij het afscheid kan door verschillende factoren worden bedreigd. Juist door in een constructief samenspel ondersteuning te bieden vanuit verschillende invalshoeken, kan geboden worden wat nodig en ondersteunend is. Cognitief gedragstherapeutische interventies kunnen helpen bij het verlichten van belastende schuldgevoelens. Narratieve technieken kunnen stimuleren tot het opmaken van een zo evenwichtig mogelijke balans van het leven. Gesprekken die zich richten op het onderzoeken van pijnlijke herinneringen en gevoelens, eventueel ondersteund door beeldende technieken, kunnen helpen bij het ontladen van emoties.

Zoeken naar nieuwe posities

Zeker wanneer iemand ernstig ziek is, is dat niet het moment om in gesprek te gaan over het wel of niet 'terecht' zijn van de religieuze beleving, of deze wel of niet bijbels is en klopt volgens de regels van de kerk. Wanneer iemand is geconfronteerd met de eindigheid van zijn leven moet het accent liggen op het zoeken naar mogelijkheden het geloof als bron van rust en vertrouwen aan te boren. Dat is inhoudelijk niet altijd simpel te realiseren. Bovendien kan de manier van beleven en denken van een angstige gelovige indruisen tegen de visie van de zorgverlener. Vanuit een professionele en deskundige invalshoek is het desondanks vaak toch mogelijk een sfeer te creëren waarin in ieder geval ervaringen en emoties gedeeld kunnen worden. Mensen kunnen vastzitten in frustraties over hoe met hen is omgegaan door mensen van de kerk. Dan kan het helpen met hen onderscheid te maken tussen de kerk als instituut en het geloof. Soms is een vermenging ontstaan van de afkeer van de kerk, alle regels en het gedrag van geestelijken met de gevoelens ten opzichte van het geloof. Dan kan het goed zijn om dat verschil te verhelderen en ruimte te maken voor een persoonlijke geloofsbeleving die niet belemmerd wordt door soms al te menselijke regels.

Geestelijk verzorger in een gesprek: 'Wij kunnen alleen maar over God denken in onze menselijke termen. En de kerk en alle regels en gebruiken zijn ook mensenwerk. Misschien helpt het als we ons bedenken dat Gods Liefde veel groter is dan wij ons kunnen voorstellen. En dat we dus ook niet precies kunnen invullen hoe God naar ons kijkt. Op grond van het Evangelie mogen we hopen dat zijn genade en vergeving ook voor ons gelden, net als voor alle mensen. God is niet te vangen in regels die wij als mensen bedenken en elkaar voorhouden, daarmee zouden we Hem tekortdoen.'

Het geeft steun wanneer iemand niet alleen wordt gelaten met de vragen en het verdriet, wat er ook komt aan angst of woede. Dan zie je vaak langzaam de onrust zakken en kan in de ruimte die ontstaat een nieuwe positie worden gezocht.

Gebed en 'biecht'

Wanneer een zorgverlener zelf vertrouwd is met gebed, kan het goed zijn aan te bieden om met iemand te bidden. Als dat niet zo is kan iemand anders gevraagd worden om dat met de patiënt te doen. Ook het aangeven dat er vóór de patiënt gebeden zal worden kan steun geven. Er wordt dan een verbinding gemaakt die èn niet vanzelfsprekend is èn het dagelijkse zorgniveau overstijgt. Het vragen om een voorbede in een dienst van de gemeente waar de patiënt mee verbonden is, heeft voor velen een grote meerwaarde: de patiënt wordt genoemd in de gemeenschap waar hij bij hoort en een gezamenlijk geloofsleven mee heeft.

Een andere mogelijkheid is de biecht, en dan niet alleen de letterlijke vorm waarin een rooms-katholieke pastoor biecht hoort en absolutie kan geven nadat spijt is betuigd. Regelmatig geven mensen aan behoefte te hebben om te vertellen wat hen dwars zit. Het lucht op om in een veilig en vertrouwelijk contact te bespreken hoe iets fout is gelopen en de verantwoordelijkheid onder ogen te zien. Met schuld beladen of schaamtevolle gebeurtenissen, soms jarenlang als geheim met zich meegedragen, kunnen mensen in hoge mate belasten. En wanneer ze merken dat er rustig en met begrip, zonder vernietigend oordeel op wordt gereageerd, verlicht dat de schuldgevoelens en de angst voor het moeten boeten in het hiernamaals. Ook helpt het uitspreken van spijt over wat misgegaan is. Het feit wordt onthuld en gedeeld door mensen die allen feilbaar zijn, en verliest daarmee een deel van de zwaarte.

Herkenbare religieuze rituelen

Binnen de rooms-katholieke kerk bestaat de mogelijkheid van ziekenzalving of het gebed om de ziekenzegen. Daarbij gaat het tegenwoordig vooral om het vragen om levenskracht voor genezing of – als dat niet meer kan – voor leefbaarheid van de laatste fase. Het is een sacrament, dat betekent dat het een ritueel is waarin de omgang met God vorm krijgt, zoals Carlo Leget het zo mooi omschrijft in zijn boek 'Ruimte om te sterven' (Leget 2012). Dat betekent dat wie dit ritueel ondergaat of er bij aanwezig is, in een groter verhaal getrokken wordt, groter dan het eigen leven, groter dan alleen het leven hier en nu. Ook vanuit protestantse kerken wordt steeds vaker een dergelijk ritueel uitgevoerd: er kan een gebed om kracht voor de zieke of stervende worden uitgesproken of in kleine kring rond het bed een avondmaal gevierd worden. Ook het aansteken van een kaars, zo mogelijk de eigen doopkaars of een paaskaars, kan veel betekenen voor een stervende en de mensen er om heen. Het zingen van religieuze liederen kan helpen als mensen niet meer gemakkelijk tot een gesprek in staat zijn, bijvoorbeeld bij mensen met vergevorderde dementie of andere neurodegeneratieve aandoeningen. Bekende religieuze melodieën en teksten kunnen rustig maken doordat ze herkenning oproepen van de geborgenheid die mensen in hun jeugd ervaren hebben. De gezongen tekst of gespeelde melodie komen op een andere laag binnen dan het gesproken woord, ze kunnen ontroeren en emotioneren en daardoor ook verbinden met wat ons gewone leven overstijgt. Vragen naar lievelingsliederen of -teksten geeft de mogelijkheid aan te sluiten bij voorkeuren van de patiënt.

In gesprek over het geloof en het levenseinde

Geloofsbeleving is voor veel mensen een persoonlijk onderwerp waar men niet zo maar vrijuit met iedereen over spreekt. Daardoor kan het lastig zijn om in gesprek te gaan over het geloof, dat voelt soms als grensoverschrijdend. Toch is er vaak opluchting wanneer het gesprek eenmaal op gang is. Juist wanneer de patiënt de ervaring heeft dat er weinig aandacht aan dit levensgebied wordt gegeven, kan het weldadig zijn als er ingegaan wordt op dit precaire onderwerp.

Opening van een gesprek

Een paar mogelijke openingen voor een gesprek zijn:
- Wat houdt u bezig rond het sterven?
- Speelt het geloof ook een rol in hoe u zich nu voelt? Geeft het u steun of juist niet?
- Denkt u wel eens over wat er na het overlijden gebeurt? Geeft u dat rust of juist niet?
- Voelt u wel eens angst? Waar gaat die dan over? Is er iets dat u daarin zou kunnen helpen?

Hoe opener en breder de vraag hoe beter. Het wordt vaak al snel duidelijk waar mensen al dan niet op ingaan. Juist vanwege de intimiteit van het onderwerp is het belangrijk daar met alle respect in mee te gaan. Als het moeilijk is om in gesprek te komen kan het helpen om 'via de band te spelen': door bijvoorbeeld te vertellen over een boek of iets van de televisie kun je een onderwerp aan de orde stellen. De patiënt kan dan ook antwoorden als ware het fictief. Het gaat immers niet over hemzelf, maar er wordt wel zichtbaar hoe hij voelt of denkt over het betreffende onderwerp. Het verhaal wordt bewust ingezet als projectiemateriaal. Op die manier kunnen ook eigen ervaringen ingebracht worden. Bij geloofsproblematiek is het echter belangrijk om daar zorgvuldig mee om te gaan vanwege het risico in een discussie te belanden, en dat is niet de bedoeling.

Mevrouw De Boer

Mevrouw De Boer trekt zich steeds meer terug. De verzorgsters hebben de indruk dat ze angstig is, maar komen er niet achter waarvoor. Dan vertelt de activiteitenbegeleidster aan haar dat ze naar een film is geweest waarin oude mensen teruggingen naar hun geboorteplaats en naar de kerk waarin ze gedoopt waren. Ze was erdoor ontroerd, het gaf zo'n warm gevoel om te zien hoeveel dat voor de ouderen betekende. Mevrouw De Boer zit er tijdens

> het verhaal van de activiteitenbegeleidster stilletjes bij, er rollen tranen over haar wangen. 'Daar kan ik nou zo naar verlangen,' zegt ze na een tijdje, 'dat ik me weer net zo fijn voel als toen. Vooral bij de zondagschool, dat vond ik zo prachtig.' Er volgt een gesprek over wat dat voor haar zo bijzonder maakte en hoe troostrijk de herinnering voor haar was aan de sfeer in die kerk met een plaat van de Goede Herder aan de muur.

Wanneer iemand aangeeft helemaal niet bezig te willen zijn met wat er rond of na het overlijden gebeurt, kan dat paradoxaal genoeg juist ook een mooie aanleiding vormen voor een gesprek. Door respectvol te vragen om uitleg over deze keuze om het er niet over te willen hebben, ontstaan soms de meest intense gesprekken. Het komt regelmatig voor dat slechte ervaringen die mensen eerder gehad hebben met het overlijden van familieleden, een oorzaak zijn van het vermijden van het onderwerp. Er kan dan sprake zijn van veel oude pijn, frustratie en verkramping. Een open gesprek kan ook hier ondersteunend zijn.

Verschillen tussen de generaties

Tegenwoordig zijn er op geloofsgebied vaak grote verschillen tussen de generaties: grootouders die nog wel gelovig en kerkgaand zijn, ouders die dat niet meer zo ervaren maar voor hun ouders zo nu en dan er nog wel iets aan doen en de kleinkinderen die geen enkele voeling meer hebben met het geloof.

> **Een geestelijk verzorger**
>
> Een geestelijk verzorger: 'Ik heb een uitvaart geleid van een man van wie de vrouw zich nadrukkelijk had afgekeerd van het geloof. Zijn ouders waren daar heel verbolgen over. Dat had al jaren tot wrijving geleid, maar nu kwamen ze elkaar weer tegen rond het regelen van de begrafenis. De kleinkinderen waren wars van alles rond het geloof, omdat ze wisten dat het tot grote problemen in de familie had geleid. De man had op zijn sterfbed aangegeven dat het in de rouwdienst over een bepaalde Bijbeltekst moest gaan en dat het Onze Vader gebeden moest worden. Zijn vrouw wilde wel aan die wens voldoen maar voelde er niets bij, zijn ouders vonden het allemaal veel te summier en de kinderen wilden alleen maar muziek van Coldplay.'

Het kan rust brengen als tijdig open gepraat kan worden over de verschillen en knelpunten. De complexiteit van de familierelaties kan een systeemtherapeutische interventie nodig maken. Alleen al het inventariseren en normaliseren van de verschillende visies heeft vaak een heilzame en de-escalerende werking. Wanneer de leden van de verschillende generaties respectvol kunnen omgaan met de waarden, behoeftes en wensen die ver uit elkaar kunnen liggen, ontstaat ruimte voor het zoeken van een voor iedereen acceptabele vormgeving van een gezamenlijk afscheid. Dat betekent niet dat alle pijn weggenomen kan worden, maar het benoemen en in alle respect ruimte maken voor de verschillende belevingen helpt.

Hoop als gespreksthema

In gesprek gaan over wat mensen hopen en wat hen kracht geeft, is een nieuwe manier om mensen te steunen in hun laatste levensfase. Hierbij ligt het accent niet op de rust of onrust vanuit het geloof, maar op de positieve inhouden die daar onder liggen. De volgende vragen komen uit een recent ontwikkelde gesprekstool (Olsman 2015):

- Waar hoopt u op voor de komende tijd?
- Wat geeft u hoop?
- Wat biedt u houvast/kracht?
- Wat maakt u wanhopig?
- Wanneer voelt u zich hopeloos?
- Wat kan ik op die momenten voor u betekenen?

De vragen zijn zo ruim en neutraal geformuleerd dat iedereen zich vrij kan voelen er naar eigen inzicht op te reageren. De ervaring leert dat vaak verrassende antwoorden worden gegeven.

Loop je een eindje mee?

'Waar ik op hoop? Ik hoop eigenlijk nergens op. Nou ja, dat ik niet stik als ik doodga. Niet net als mijn vader, dat was verschrikkelijk. Maar ik heb vertrouwen in mijn dokter en we hebben afspraken gemaakt over als het echt niet meer gaat. Geweldig, dat dat kan tegenwoordig. En dat ik de geboorte van mijn achterkleindochter nog mee zou kunnen maken. Oh ja, en ik hoop dat mijn hondje bij me is als ik doodga, daar kan ik echt niet zonder. Wil je daar voor zorgen? Soms voelt deze periode als een reis door de woestijn, maar voor Mozes kwam daar toch ook een keer een eind aan? Als het te zwaar wordt, loop je dan een eindje met me mee? Ik zie er zo tegenop om alles alleen te moeten doen. Laat me niet los alsjeblieft, blijf bij me tot het niet verder kan!'

Tot besluit

In de laatste levensfase gaat het naast de zorg voor lichamelijke, psychische en sociale aspecten ook om aandacht voor spirituele vragen. De periode waarin afscheid van het leven genomen moet worden is bij uitstek een tijd waarin veel gedacht en gevoeld en soms ook gesproken wordt over levensvragen en verwachtingen rond het sterven en wat daarna gebeurt. Het is van grote waarde wanneer zorgverleners aandacht geven aan factoren die te maken hebben met geloof en ongeloof, die rust geven of onrust veroorzaken, en het gesprek willen aangaan over wat hoop en steun geeft. Alle zorgverleners die betrokken zijn bij een oudere in de laatste fase van het leven, kunnen hieraan een belangrijke bijdrage leveren. Thuiszorgmedewerkers, verpleegkundigen en verzorgenden in zorginstellingen, artsen, maar vooral psychologen, maatschappelijk werkers en geestelijk verzorgers hebben naast een diagnostische taak ook veel therapeutische mogelijkheden.

> ### Bedankt, het is goed zo
>
> 'Wat fijn dat ik zo met jou over deze dingen kan praten. Met vrienden lukt me dat niet zo, die vinden overal meteen iets van. En ik weet het soms allemaal niet meer zo goed. Maar door het er zo over te hebben, zet ik het ook weer wat op een rijtje voor mezelf. Ik weet wel dat jij geen oplossing hebt, jij weet ook niet wat er gebeurt nadat ik doodga, maar toch helpt het om het er zo over te hebben samen. Raar is dat, ik snap het niet, maar toch bedankt, het is goed zo.'

Literatuur

Centraal Bureau voor de Statistiek. (2014). *Kerkelijke gezindte en kerkbezoek; vanaf 1948, 18 jaar of ouder*. Den Haag: Centraal Bureau voor de Statistiek.

Doolaard, J. (red.). (2006). *Nieuw handboek geestelijke verzorging*. Kampen: Kok.

Evers, R. (2006). *De betekenis van het sterven – een praktisch inzicht in het naderende levenseinde en overlijden, samengesteld voor ziekenhuismedewerkers en iedere andere geïnteresseerde*. Amsterdam: Nederlands-Israëlitisch Kerkgenootschap (NIK).

Graeff, A., Bommel, J. M. P. van, et al. (2010). *Palliatieve zorg. Richtlijnen voor de praktijk. Met daarin opgenomen: Richtlijn spirituele zorg*. Utrecht: Vereniging van Integrale Kankercentra (VIKC).

Kalsky, M., & Pruim, F. (2014). *Flexibel geloven. Zingeving voorbij de grenzen van religies*. Vught: Skandalon.

Keirse, M. (2004). *Omgaan met ziekte. Een gids voor de patiënt, het gezin en de zorgverlener*. Tielt: Lannoo.

Leget, C. (2003/2012). *Ruimte om te sterven. Een weg voor zieken, naasten en zorgverleners*. Tielt: Lannoo.

Leget, C. (2008). *Van levenskunst tot stervenskunst. Over spiritualiteit in de palliatieve zorg*. Tielt: Lannoo.

Lommel, P. van (2009). *Eindeloos bewustzijn*. Utrecht: Ten Have.

Olsman, E. (2015). *Hope in palliative care: A longitudinal Qualitative Study*. Amsterdam: PhD Thesis VU.

Oosterhuis, H. (1988). *Wat in mensen omgaat. Dertien gezangen voor de liturgie*. Hilversum: Gooi en Sticht.

Trouw. (17. Jan 2015). *Het hiernamaals is vooral een Walhalla zonder God*.

World Health Organisation. (2002). *WHO Definition of Palliative care*.

Aanbevolen

DVD: Nelleke Dinnissen & Paul van Laere. (2014). *Ik heb een dokter in Marokko. Een film over de beleving van ziekte en dood in andere culturen*. Nijmegen: Valadin Film.

Richtlijn Spirituele zorg. (2010). In A. Graeff, J. M. P. van Bommel, et al. (red.), *Palliatieve zorg. Richtlijnen voor de praktijk*. Utrecht: Vereniging van Integrale Kankercentra (VIKC).

Omgaan met lijden in de laatste levensfase

Balanceren tussen doen en zijn

Piet van Leeuwen

M. Vink et al. (Red.), *Klaar met leven?*, DOI 10.1007/978-90-368-1094-4_8,
© 2016 Bohn Stafleu van Loghum, onderdeel van Springer Media BV

Kernboodschappen

- 'Ondraaglijk' lijden is een ontmoedigend begrip; 'onverdraaglijk' of 'niet alleen te dragen' doet meer recht aan de complexiteit en veranderlijkheid van het lijden.
- Het (ver)dragen van lijden wordt steeds minder gezien als een onvermijdelijke levens-opgave en steeds meer als een noodzaak tot ingrijpen.
- Ondraaglijk lijden in de laatste levensfase wijst op een verstoorde balans tussen draag-kracht en draaglast, en is vaak terug te voeren op angst, burnout, controlebehoefte, depressie of extreem fysiek ongemak.
- Een euthanasieverzoek brengt zorgverleners in verlegenheid; dit kan resulteren in da-dendrang.
- Wanneer iemand in de laatste levensfase in existentiële nood verkeert en niet meer verder kan, is een luisterend oor belangrijker dan welk medicijn ook.

》 Suffering is not a question that demands an answer…
It is not a problem which demands a solution…
It is a mystery which demands a presence… (Anoniem) 《

Leven is lijden. Hoe je dat gezegde ook opvat, het leven van een hulpverlener is niet los te denken van lijden. Hij wordt geconfronteerd met velerlei soorten lijden en voelt zich daarbij uitgedaagd om waar mogelijk te verlichten of op te heffen. Klaar met leven zou je dus ook klaar met lijden mogen noemen. Kun je klaar zijn met lijden? Ja, als je overleden bent. Het verlangen naar die laatste, definitieve rust is een thematiek die ik in mijn werk als hospice-arts regelmatig tegenkom. Hoe ga je om met dergelijke verlangens? Hoe ga je überhaupt om met lijdensdruk? Een vraag waar geen algemeen geldend antwoord op gegeven kan worden. Het vormt wel de kern van een zoektocht die je als mens en als hulpverlener te gaan hebt. Daarover gaat dit hoofdstuk. De wijze waarop ik over lijden denk en over hoe er in het algemeen over lijden wordt gedacht is natuurlijk aan tijd en plaats gebonden. Het valt mij op dat het (ver)dragen van lijden steeds minder wordt gezien als een onvermijdelijke levensopgave en steeds meer als een noodzaak tot handelen, tot ingrijpen. Onze verhouding met lijden is minder verdraagzaam geworden. Lijden moet weg, het moet bestreden worden en liefst zo snel en definitief mogelijk ook. Die denktrant zet de relatie tussen patiënt en hulpverlener behoorlijk onder druk. Heb je nog wel de ruimte om rustig te reflecteren op wat er precies aan de hand is wanneer de illusie leeft dat er een snelle (vaak medicamenteuze) oplossing voor het grijpen ligt? In dit hoofdstuk wil ik ruimte maken voor een analyse van lijdensdruk, gerelateerd aan wat ik als hospice-arts in de afgelopen vijftien jaar heb gezien en waar ik over heb moeten nadenken. Het is me duidelijk geworden dat lijden een zeer complex thema is, dat het vele gezichten en oorzaken heeft en dat het niet alleen de patiënt raakt, maar evenzeer diens naasten en de hulpverlener zelf. Ook ben ik onder de indruk gekomen van het feit dat lijden en lijdensdruk sterke schommelingen vertonen, van uur tot uur, zelfs van minuut tot minuut. Dat er lang niet altijd iets aan gedaan hoeft te worden en dat er een raadselachtig soort veerkracht blijkt te bestaan in mensen, een soort gratis medicijn, van binnenuit.

In dit hoofdstuk zal ik eerst inzoomen op het begrip 'ondraaglijk lijden'. Ik zal het daarbij hebben over de (dis)balans die er kan zijn tussen draagkracht en draaglast. Daarna komen de mogelijke achtergronden aan de orde die spelen bij een euthanasieverzoek. Daarbij zal ik beschrijven hoe een volledig verstoorde balans ook hervonden kan worden zonder medica-menteus of drastisch ingrijpen.

'Ondraaglijk' lijden

De term 'ondraaglijk' wordt vaak gebruikt in relatie tot ernstig lijden in de laatste levensfase. Het is een term waar veel gewicht aan wordt toegekend, ook in juridisch opzicht. Ondraaglijk roept associaties op met een absolute patstelling voor zowel patiënt als zorgverlener. Een alarmerend schrikbeeld met een nogal beklemmende en mogelijk zelfs verlammende of juist sterk activistische uitwerking op de betrokkenen. Maar wat is ondraaglijk precies? Is het eigenlijk wel een juist en bruikbaar begrip? En als er iets bestaat als ondraaglijk lijden, is dat dan hetzelfde als een vorm van lijden waarbij als oplossing slechts gedacht kan worden aan fors medicamenteus ingrijpen? Misschien is 'onverdraaglijk' wel een beter begrip of 'niet alleen te dragen'. Blijft het feit dat het lijden iemand kan doen wankelen en zelfs bijna verpletteren. Hoe bewaar je je evenwicht?

Een verstoorde balans tussen draagkracht en draaglast

Een mens heeft veel te (ver)dragen tijdens zijn leven. Deels zijn het lasten die je met je meedraagt uit het verleden en deels lasten die voortkomen uit wat je op dit moment meemaakt. Met daar bovenop nog de eventuele zorgen die je hebt over wat er nog op je af komt. Overbelasting en stress bedreigen het welzijn, evenals verveling en weinig uitgedaagd worden. Alles hangt af van de balans tussen draagkracht en draaglast. Dat balanceren vergt een voortdurend aanpassen en het maken van keuzes. Daarbij zijn ook vaak anderen betrokken. Dat is een ingewikkelde en nooit eindigende zoektocht met veel vallen en opstaan. Als de balans zoek is, bekruipt je het gevoel niet meer verder te kunnen of te zullen bezwijken onder die last. Met de term 'ondraaglijk' wordt geduid op de overtreffende trap van dat gevoel. Maar is de balans tussen draagkracht en de draaglast dan tijdelijk of blijvend verstoord geraakt? Wat zien we daarover bij de zorg voor mensen in de laatste levensfase?

Draagkracht

Diverse fysieke, psychische en sociale factoren kunnen de draagkracht in de laatste levensfase negatief beïnvloeden. Te denken valt aan algehele achteruitgang, moeheid, pijn, depressiviteit, maar ook aan onvoldoende zorg of geborgenheid. Ondanks de aanwezigheid van dergelijke belastende factoren zien we echter ook dat de veerkracht van mensen kan groeien in deze fase. Sommigen blijken bij ziekte of tegenslag vele malen sterker te zijn dan zijzelf of anderen hadden verwacht. Het is dus niet zo dat de draagkracht van mensen in de laatste levensfase per definitie afneemt. Wanneer er tekenen zijn dat dit wel het geval is, kunnen extra maartregelen op het gebied van voeding, (nacht)rust, pijnverlichting en psychosociale ondersteuning de draagkracht positief beïnvloeden. Hierbij is misschien wel evenzeer van belang de aandacht en ondersteuning die wordt gegeven aan de mantelzorgers van de patiënt. Zo kan een (eventueel tijdelijke) opname op een palliatieve unit of in een hospice de balans herstellen tussen draagkracht en draaglast voor beide partijen. Om zicht te krijgen op de draagkracht van iemand is interesse in de mens als geheel essentieel. Hoe voelt iemand zich? Voelt de persoon zich met respect behandeld? Hoe wordt er teruggekeken op het leven dat iemand achter zich heeft en hoe kijkt men naar de periode die nog te gaan is? Waar heeft deze persoon tot nu toe kracht uit geput? Hoe ging men om met tegenslagen? Heeft iemand speciale behoeften of wensen, bijvoorbeeld op het spirituele en religieuze vlak? Symbolen zijn hierbij vaak van grote betekenis. Zo vertelde iemand mij dat ze in haar laatste periode probeerde dagelijks iets los te laten, om dagelijks 'een draadje door te knippen'. Op haar nachtkastje lag een klein schaartje en tijdens het gesprek begreep ik van haar dat dat schaartje daar lag om haar te helpen dit moeilijke karwei te klaren.

Draaglast

Wat vormt de grootste draaglast in de laatste levensfase? Ondraaglijk lijden wordt in het algemeen snel vereenzelvigd met *lichamelijk* lijden en met de last die dit voor de patiënt met zich meebrengt. Palliatieve zorg wordt dan opgevat als identiek aan het verlichten van lichamelijke klachten en verschijnselen. Of sterker nog: met het bestrijden van deze verschijnselen. Alsof de draaglast vooral gelegen is in lichamelijk lijden en alsof, als daarmee kan worden afgerekend, ook ondraaglijk lijden tot het verleden zou kunnen behoren. Het is echter maar zeer de vraag of het bij uitstek het lichamelijk lijden is dat de draaglast van iemand in de stervensfase te boven gaat. Ik heb het gevoel dat artsen dat beeld enigszins koesteren omdat we op dat punt redelijk veel kunnen doen voor een ander. Maar is het ook wat een patiënt in die fase het meest nodig heeft? Jammer genoeg kunnen we niet gebruikmaken van wat overledenen daarover zouden zeggen. Maar er is wel kennis verzameld rond patiënten in de allerlaatste fase van hun ziekte.

Wat vindt de patiënt zelf?

In 2001 promoveerde Maria van den Muijsenbergh op het onderwerp: palliatieve zorg door de huisarts. In haar onderzoek volgde zij 102 patiënten in de laatste levensfase. Ze interviewde hen zelf, hun huisarts en hun partners en mantelzorgers. De volgende passage komt uit dit proefschrift (Muijsenbergh 2001, pag. 66):

» Het is opvallend dat de meeste patiënten in de interviews niet veel aandacht besteden aan hun lichamelijke klachten. Deze lijken geen bijzonder belangrijke plaats in te nemen in hun leven op dat moment, zelfs niet wanneer er sprake is van ernstige klachten. Zij spreken veel meer over de gevolgen van de ziekte voor hun dagelijks leven en over het contact met de huisarts. Wanneer ze de vraag beantwoorden wat zij het belangrijkste vinden wat de huisarts voor hen kan doen, noemen zij nooit de behandeling van lichamelijke klachten. Dit geldt ook voor de patiënten die ten tijde van het interview veel last hebben van pijn of dyspnoe of andere klachten. Sommige klachten zijn voor hen goed te dragen, ook al kunnen zij niet geheel verholpen worden. Andere klachten daarentegen vormen een zware, haast ondraaglijke last voor de patiënten. Dit geldt met name voor moeheid. «

Bij de interviews leggen de naasten meer dan de patiënten het accent op lichamelijke klachten en gebruiken hierbij vaker de term 'ondraaglijk'. Een conclusie van het onderzoek is dat voor de patiënt niet de mate waarin klachten worden verholpen door de arts het meest belangrijk is maar de mate van aandacht die de arts voor hem heeft. Patiënten blijken – meer dan hun omgeving – bepaalde klachten te beschouwen als behorend bij het totale ziekteproces en kunnen dit gaandeweg op een bepaalde manier hanteren en accepteren.

Draaglast en existentiële nood

Het zijn zeker niet alleen lichamelijke factoren die bijdragen aan de draaglast bij mensen in de laatste levensfase. Ik heb de indruk dat draaglast vooral te maken heeft met psychische factoren. Angst, onzekerheid en bezorgdheid zijn zware lasten, evenals gevoelens van eenzaamheid, van niet (meer) geliefd te zijn of anderen tot last te zijn. Wanneer dergelijke gevoelens de overhand krijgen worden ook de lichamelijke klachten sterker beleefd. Deze kluwen aan negatieve sensaties kan aangeduid worden als existentiële nood waarbij iemand overspoeld kan worden door gevoelens van ontreddering, verlies van eigenwaarde, schaamte en wanhoop. Dit wakkert het verlangen naar de dood aan en kan al snel resulteren in een euthanasieverzoek.

Een euthanasieverzoek: de ultieme disbalans

Een euthanasieverzoek getuigt van ernstig lijden bij de patiënt. Deze is zodanig uit balans dat hij geen grond meer onder zijn voeten voelt en ook niet meer verwacht dat ooit nog te voelen. De vraag rijst: kan iemand die in zo'n existentiële nood verkeert geholpen worden zonder euthanasie toe te passen? De meest gangbare wijze waarop er over een euthanasie-verzoek wordt nagedacht, is het zoeken naar het antwoord op de vraag: kan het ingewilligd worden of niet? Wordt er al of niet voldaan aan de medisch-juridische criteria die zijn vast-gelegd in de wetgeving rond euthanasie? In deze bijdrage wil ik echter vooral stilstaan bij de achterliggende existentiële problematiek, vooral ook omdat juist op dat punt andersoortige hulp mogelijk is. Het is het zoeken naar de vraag achter de vraag. Dat vormt een essentieel onderdeel van de reguliere hulpverlening, dus laten we dat vooral ook doen bij een eutha-nasieverzoek.

Eigen ervaring met euthanasieverzoeken

Sinds 2001 ben ik werkzaam in twee *high-care* hospices. De patiënten – zij worden in de hos-pices gasten of bewoners genoemd – zijn voor de opname reeds geïnformeerd over het feit dat er in deze beide hospices geen euthanasie wordt verricht. Belangrijk in de zorgvisie van de beide huizen is dat er rond het levenseinde geen levensverlenging wordt nagestreefd, even-min als levensbeëindiging. In de beide hospices tezamen worden jaarlijks ruim 150 mensen opgenomen. Het betreft lang niet altijd mensen die euthanasie afwijzen of zoiets voor zichzelf als een onmogelijkheid beschouwen. Een aantal van hen heeft in eerdere fase zelfs een eutha-nasieverklaring opgesteld. Opname in een van deze hospices betekent niet zozeer zich afkeren van euthanasie als wel een zich toevertrouwen aan de maximale inspanningen in het hospice om de ander bij te staan en het eventuele lijden zoveel mogelijk te verlichten. En toch gebeurt het met een zekere regelmaat dat er alsnog een euthanasiewens ontstaat, ook bij mensen die dat nooit van zichzelf hadden verwacht. Dat doet zich naar schatting ongeveer 5–10 keer per jaar voor. Als blijkt dat zo'n verzoek een onomkeerbaar karakter heeft, wordt samen met de bewoner en diens familie onderzocht of deze wens thuis kan worden gerealiseerd met de eigen huisarts als regievoerder. Soms ook wordt een arts van de levenseindekliniek hiervoor benaderd. Uiteindelijk is in de afgelopen 25 jaar bij zeven bewoners op die manier het leven beëindigd.

◘ **Tabel 8.1**   Lijdensdruk van betrokkenen bij de naderende dood.

patiënt	naaste	zorgverleners
– afscheid moeten nemen van het leven en van dierbaren – lichamelijke klachten zoals pijn – waarom ik? – angst – controleverlies – afhankelijkheid	– afscheid moeten nemen van een dierbare – machteloosheid – wens om alles voor de ander te doen – het zien lijden van de patiënt	– emotionele betrokkenheid – wens om de 'redder' te zijn – zich onder druk gezet voelen – denken dat hij/zij elk lijden moet kunnen oplossen

Dood gaan en dood willen gaan

Iedereen die ernstig ziek is of ernstig lijdt kan op een gegeven moment het gevoel krijgen: zo wil of kan ik niet meer verder. Niet iedereen in Nederland denkt dan direct aan het doen van een euthanasieverzoek. Vroeger zocht men in zo'n situatie eerder hulp 'van boven'. Men bad om verlossing en hoopte dat die smeekbede verhoord zou worden. Nu is het vaak de arts die gezien wordt als degene die kan zorgen voor verlossing. Het verschijnsel dat ernstig zieken soms heftig verlangen naar een spoedig einde is waarschijnlijk van alle tijden en kan los staan van de kwaliteit van de geboden zorg. Soms is wel gesuggereerd dat goede palliatieve zorg (het verlangen naar) euthanasie voorkomt of tegengaat. Liefdevolle zorg in die fase is inderdaad van essentieel belang maar biedt geen garantie tegen het optreden van gevoelens van wanhoop, onmacht en uitzichtloosheid. Daarom zullen zorgverleners in de palliatieve zorg altijd geconfronteerd worden met uitingen van existentiële nood. Een dergelijke heftige hulpkreet roept bij de partner, de familie en de betrokken zorgverleners zowel schrik als begrip en medelijden op. Het is invoelbaar dat iemand 'weg wil uit het lijden' en natuurlijk gun je de patiënt dat de lijdensdruk zal afnemen en liefst ook zo snel mogelijk. Hulpverleners worden in zo'n situatie uitgedaagd om iets te doen, om in te grijpen. Ofwel: een euthanasieverzoek brengt de omstanders in verlegenheid en dat kan resulteren in dadendrang. Maar voordat er aan deze reflex wordt toegegeven zal men zich eerst moeten afvragen wat er precies aan de hand is. Welk lijden is hier gaande? En ook: van wie precies?

Diverse vormen van lijden naast en door elkaar

Het lijden van de patiënt staat nooit los van het lijden van degenen die om hem heen staan. Lijden is in zekere zin besmettelijk: het infecteert alle betrokkenen en resoneert in alle omstanders. Mede-lijden wil echter niet zeggen dat iedereen daarbij hetzelfde soort lijden ondervindt. In ◘ tab. 8.1 is een aantal aspecten van lijdensdruk van betrokkenen bij de naderende dood in kaart gebracht.

Patiënt, naaste en arts hebben ook nog te maken met persoonlijke factoren met een positieve of juist negatieve invloed op de beleving van het lijden. Welk beeld (positief of negatief) heeft iemand zich bijvoorbeeld gevormd over het stervensproces? Welke levensvisie heeft iemand, is iemand depressief, welk zelfbeeld heeft iemand, hoe wordt terug gekeken op het geleefde leven, wat laat iemand achter en hoe? Een andere factor, last but not least vormt uitputting (burn-out). Dit verschijnsel komt veel voor en veroorzaakt of versterkt veel lijden, niet alleen bij de patiënt maar zeker ook bij naasten en bij de betrokken zorgverleners.

Inzicht biedt uitzicht

Als er met elkaar wordt nagedacht over wie precies waaraan lijdt en als dit voor alle betrokkenen zo exact mogelijk onder woorden wordt gebracht, ontstaat er een gevoel van (h)erkenning. Dat is een belangrijke stap om weer wat 'lucht' te krijgen. De verschillen mogen ook benoemd worden. De lijdensdruk die naasten ervaren wordt voor een groot deel verklaard door het zien lijden van de geliefde. Het gezegde 'zien lijden doet meer pijn dan lijden' wordt vaak direct door hen herkend als zijnde de essentie van hun lijden. Als de naasten het onderscheid kunnen maken tussen hun lijden en dat van de patiënt, ontstaat er meer ruimte voor de arts om proportioneel te handelen. Zo niet dan bestaat het gevaar dat de patiënt behandeld wordt voor iets waar de familie onder gebukt gaat en niet of in veel mindere mate de patiënt. Een gesprek hierover met de naasten helpt hen realistisch te blijven kijken naar het lijden van hun geliefde. De hedendaagse slogan 'pijn hoeft niet meer' heeft vaak zeer nadelige gevolgen. Deze slogan kan gevoelens van teleurstelling, schuld en onmacht aanwakkeren bij zowel arts als naasten. Het is een mantra die geen recht doet aan de complexiteit van pijnproblematiek. Helaas klinkt deze mantra ook met grote regelmaat uit de mond van artsen. We kunnen veel doen aan pijn zodat er meestal wel mee te leven valt, maar dat is iets anders dan 'pijn hoeft niet meer'.

Hoge nood bij de patiënt

Een euthanasieverzoek kan onbedoeld een wig drijven tussen arts en patiënt. Dat heeft te maken met het feit dat de arts enerzijds wil laten zien dat hij de patiënt begrijpt en wil helpen, maar anderzijds zich niet zomaar kan vinden in de oplossing die de patiënt hem aan de hand doet. Het verrichten van euthanasie valt buiten het normale medisch handelen. De arts moet zichzelf allereerst afvragen of hij euthanasie vindt passen bij zijn manier van dokter-zijn, en zo ja, of er voldaan wordt aan de wettelijke zorgvuldigheidscriteria. Die procedure, die hele beoordeling van het verzoek, kan bij de patiënt overkomen als een moedwillig en ongewenst obstakel. Alsof de ernst en urgentie van zijn lijden ondergeschikt is aan wat de dokter er allemaal van vindt of denkt. Alsof de inleving van de arts iets is dat moet worden geforceerd en daarna ook nog die van de SCEN-arts. Dat is geen benijdenswaardige positie. Maar ook de arts kan zich hierbij in zekere zin slachtoffer voelen: hij moet zich verweren tegen de misvatting dat een arts in Nederland 'gewoon' de plicht heeft om euthanasieverzoeken te honoreren. Het is tegenover een patiënt in nood lastig uit te leggen hoe het wel zit en waarom dit zo is, zonder hem het gevoel te geven dat je zijn lijden niet serieus neemt of hem in de steek laat.

Noodsignaal vraagt een snelle reactie

Als een patiënt mij een euthanasieverzoek voorlegt, zorg ik dat we daarover in principe binnen 12 uur een uitgebreid gesprek hebben. Ik nodig in overleg met de patiënt ook een naaste van de patiënt uit en een verpleegkundige die een band heeft met de patiënt. Deze laatste kan belangrijk zijn als gesprekspartner en als oog- en oorgetuige. Op die manier zijn we nog diezelfde ochtend, middag of avond bij elkaar met maar één centrale vraag: wat maakt dat u zo niet verder kunt? Iemand hoeft mij er dan niet van te overtuigen dat hij niet meer verder kan op dat moment. Dat is overduidelijk, anders zou je niet zo heftig verlangen naar de dood. Er hoeft dus niets verantwoord, aangetoond of bewezen te worden. Het gesprek is louter bedoeld als uitnodiging om de gevoelens van onmacht en verdriet met elkaar te delen.

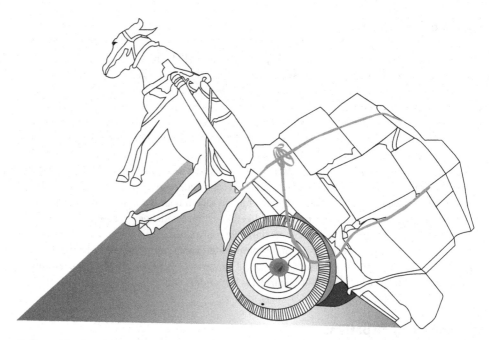

■ **Figuur 8.1**   Zo trek ik het niet meer…

Zo trek ik het niet meer…

Ondraaglijk lijden en het gevoel 'zo trek ik het niet meer' is in ■ fig. 8.1 verbeeld als een ezel die in de lucht is komen te hangen door het ondraaglijke gewicht op de kar die het lastdier voorttrekt.

Wanneer we dit overbelaste dier zo zien lijden dan voelen we direct aan dat er snel iets moet veranderen. Dit kan zo niet doorgaan. We verwachten dat mensen zullen toesnellen om de zaak weer in evenwicht te brengen en dat het zo weer 'draaglijk' wordt voor dit dier. Zo zou het moeten gaan. Bij iemand die om euthanasie vraagt kunnen we eveneens het gevoel hebben dat er snel iets moet gebeuren, dat het zo niet langer kan. Ook dan kunnen we ons heel goed voorstellen dat die ander zo niet verder kan. In zo'n situatie moeten we ons vooral afvragen onder welke last deze patiënt bijna bezwijkt. Wat kan hij niet meer trekken? En hoe kan die last zodanig verlicht worden dat het toch weer draaglijk wordt?

Het alfabet van ondraaglijk lijden

Wat iemand als een last ervaart is sterk individueel bepaald. Toch is het denkbaar dat er bepaalde oorzaken zijn die bovengemiddeld bijdragen aan het gevoel ondraaglijk te lijden. Ik wil een poging doen om een aantal hoofdoorzaken nader te beschrijven. Ik sluit me daarbij aan bij een eerdere poging die internist-oncoloog en hospice-arts Ben Zylicz hiertoe deed (Enklaar 1999). Hij benoemde vijf belangrijke thema's die kunnen leiden tot een euthanasieverzoek en zette ze op een rijtje aan de hand van de beginletters: A, B, C, D en E en noemde dit 'het alfabet van het ondraaglijk lijden. De letters staan voor: A(ngst), B(urn-out), C(ontrole), D(epressie) en E(xtreem lijden). ■ Figuur 8.2 geeft deze bijdragen aan het lijden weer en welk geschat

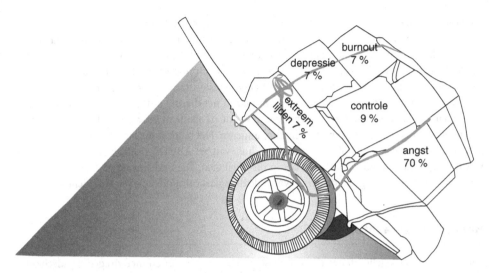

◘ Figuur 8.2   Het alfabet van ondraaglijk lijden.

aandeel de betreffende factor volgens Zylicz heeft ten opzichte van het totaal aantal euthana-sieverzoeken.

Angst vormt vermoedelijk de grootste factor: angst voor pijn, angst om te stikken, angst voor verlies van respect en liefde, angst voor het onbekende enz. Angst als reden voor een euthanasieverzoek zou samengevat kunnen worden als: *zo durf ik niet meer.*

Burn-out is een overweldigend gevoel van uitputting. Het hele ziekteproces en alle daaraan verbonden complicaties, bij- en nawerkingen kunnen het gevoel oproepen: *ik kan echt niet meer.*

Controle is voor sommigen een allesbepalende drijfveer is in het leven. Een overgave aan een onvoorspelbaar ziek- en sterfbed en aan afhankelijkheid van anderen vormt dan een bijna onmogelijke opgave. 'Loslaten' is voor iemand die altijd 'in control' denkt te zijn eerder een vloek dan een zegen. Dan kan uit zijn mond opklinken: *ik laat dit niet zo maar gebeuren.*

Een *depressie* kan iemands laatste levensfase volledig overschaduwen. Vaak met als bijko-mende dwanggedachte: *ik wil dood, ik moet dood.*

Ten slotte: *extreem lijden.* Denk hierbij bijvoorbeeld aan iemand die continu moet braken, 24 uur per dag jeuk heeft of zeer ernstige onrust vertoont. Zo iemand straalt uit: *zo trek ik het niet langer.*

Wat maakt dat u zo niet verder kunt?

Zo zichtbaar als de lasten op de ezelkar zijn, zo onzichtbaar zijn ze in eerste instantie vaak bij de patiënt. We kunnen bij een ander niet zomaar aanwijzen wat de bron van diens lijden is. Daarnaast is het, als iemand helemaal gevangen zit in het lijden, vaak onmogelijk om aan te geven wat het zwaarste weegt. Het kan aanvoelen alsof er niets meer met een ander gedeeld kan worden. Dat is misschien wel het moeilijkste moment in het gesprek. Iemand moet ten slotte zelf bereid zijn om de ander de sleutel te geven om de deur te openen. Uitgebreid de tijd willen nemen voor iemand met een euthanasieverzoek, ervaar ik als de ultieme kans om met hem in contact te komen over de grote worsteling die zich in die persoon afspeelt. Ik maak dan wel eerst duidelijk dat ik zie en hoor dat het zo niet verder kan gaan. Er moet echt iets veranderen, er moet iets gebeuren. Ik leg uit dat ik dat heel goed begrijp, maar dat ik zelf geen euthanasie doe en ook waarom. Maar dat ik hoe dan ook heel graag precies wil weten wat er speelt. Wat maakt dat u zo niet verder kunt? Door met veel aandacht en respect te luisteren naar wat er dan gezegd wordt, zonder oordeel, zonder meetlat ('euthanasie-examen'), zonder vooropgezet plan of uitkomst, kan er plots een luikje opengaan waaruit het diepste lijden als het ware ontsnapt. Dat gebeurt als de bron van het lijden benoemd wordt en op die manier gedeeld wordt met anderen, ofwel: mee-gedragen kan worden door anderen. Het helpt soms om het lijden te benoemen dat anderen als ondraaglijk ervaren met behulp van het ABCDE-lijstje. Bij die opsomming wordt vaak duidelijk om welk thema het in dit geval gaat. Die herkenning geeft tegelijkertijd een gevoel van erkenning. En daarmee wordt de draaglast onmiddellijk een stuk lichter.

Het lijden verzachten

Soms is er meer mogelijk dan verheldering, er zijn voor de ander en mee-dragen. Helderheid over de bron van het lijden helpt bij het zoeken naar wegen om de draaglast nog verder te verlichten.

Angst

Bij mensen bij wie angst op de voorgrond staat kan een euthanasieverklaring een bezwerende functie hebben. Het idee: 'als het te heftig wordt, kan ik er uit stappen' werkt angstreducerend. In de praktijk zie ik dat veel angst onderweg spontaan afneemt of verdwijnt. Dat soort zorgen vallen als het ware vanzelf van de kar, zodra die gaat kantelen (zie ◘ fig. 8.2). Ik denk dat daardoor veel van dergelijke euthanasieverklaringen onaangeroerd in het tasje of in het nachtkastje blijven liggen.

Burn-out

Door burn-out wordt het allerlaatste stuk soms ervaren als een machteloos wachten op de dood. Je bent in een wachtkamer beland zonder klok en zonder bonnetjessysteem. Wat we hierbij kunnen doen is het incidenteel aanreiken van een slaapmiddel (midazolam) waardoor de patiënt even een 'time-out' heeft: enkele uren van rust en ontspanning waardoor ook de dag wat sneller aan hem voorbij is gegaan.

Controle

Het willen hebben en houden van controle is een waarde die in deze tijd steeds meer wordt verabsoluteerd. Zelfstandigheid, autonomie: het zijn bijna de eerste vereisten voor de moderne mens. Dat maakt zowel het ervaren van afhankelijkheid tot een grote last alsook het zich moeten overgeven aan een onvoorspelbaar belopend ziekte- en stervensproces. Een zelfgeregisseerd levenseinde klinkt dan wel heel aanlokkelijk. Maar als er alsnog het besef ontstaat dat je in wezen nooit onafhankelijk of 'in control' bent geweest, kan de regievoering worden losgelaten, vaak met een zucht van verlichting.

Depressie

Depressieve gevoelens kunnen soms afnemen door medicamenteuze interventie. In de allerlaatste fase gebruiken we daar liever geen klassieke antidepressiva voor omdat het mogelijke effect daarvan te lang op zich laat wachten. Wel kan methylfenidaat (Ritalin) worden uitgeprobeerd. Het effect daarvan kan namelijk binnen 1 à 2 dagen al beoordeeld worden.

Extreem lijden

Als er in de laatste levensdagen sprake is van extreem lijden, kan dit een indicatie vormen voor palliatieve sedatie. Afhankelijk van de problematiek kan daarbij gekozen worden voor diepe of oppervlakkige sedatie, voor continue of voor tijdelijke sedatie. Omdat lijden tot op het laatst sterk kan fluctueren, kies ik vaak voor het geven van een 'time-out' waarna iemand er mogelijk weer even tegen kan en dan ook weer in contact kan zijn met de mensen om hem heen. Er zijn ook veel niet-medicamenteuze manieren om lijden te verzachten. Naast therapeutische of steunende gesprekken, rust en stilte, zijn dat complementaire zorgvormen zoals muziek- en aromatherapie of voetmassage. In het hospice genieten veel mensen tot op het laatst van een rustige douche- of badbeurt. De rol van familie en vrienden bij het levenseinde is vaak van cruciaal belang. Zo zorgden we laatst voor iemand die dag in, dag uit alleen maar verlangde naar het einde. Haar oudere zus besloot toen om elke dag een paar uur bij haar in bed te gaan liggen. Sindsdien leek ze helemaal verlost van dat uitzichtloze wachtkamergevoel. Sterker nog: na het besluit van haar zus keek ze steeds nog uit naar de volgende dag…

'U moet me nù een spuitje geven'

| Mevrouw Mensing | | | |

Mevrouw Mensing, 78 jaar, gehuwd, drie kinderen, 7 kleinkinderen, is opgenomen in het hospitium in verband een longcarcinoom met bot- en levermetastasen. Ze wordt door iedereen op handen gedragen, ze is altijd opgewekt en lijkt in zekere zin vrede te hebben met haar ziekteproces. Er zijn betrekkelijk weinig klachten, wel moet er uiterst voorzichtig met haar worden omgegaan bij de verzorging. De moeheid neemt hand over hand toe. Op een zeker moment wordt mij gevraagd om met spoed bij haar langs te gaan. Als ik op haar kamer kom zit haar man aan haar zijde. Zij maakt een diep verslagen, uitgeputte en wanhopige indruk. Heel anders dan de opgewekte uitstraling die zij meestal heeft. Ze valt direct met de deur in huis: 'U moet me nu een spuitje geven. Ik ben helemaal op, ik kan niet meer verder, echt niet, echt niet.' Ik ga bij haar zitten, houdt haar hand vast en laat haar vertellen over hoe onmogelijk het voelt om zo nog door te gaan. Ik destilleer uit wat ze vertelt een onderliggend probleem: ze had zo graag tot het eind toe sterk willen overkomen, vooral op haar kinderen en kleinkinderen. En nu voelt ze dat ze dat beeld van zichzelf niet langer meer overeind kan houden. Dat maakt haar wanhopig, ze heeft het gevoel zichzelf en haar kinderen en kleinkinderen niet meer onder ogen te kunnen komen en wil dus letterlijk: weg! Ik geef aan dat ook ik vind dat ze zo niet meer verder kan. Dat ze te moe en te ziek is om vanaf haar ziekbed nog zo'n beeld te kunnen neerzetten van zichzelf en om te blijven zorgen voor het wel en wee van anderen. Maar dat dit nu ook niet meer hoeft. Ik vertel haar dat ze alle medailles voor de zorg van anderen al ruim verdiend heeft. Dat ze nu die fase achter zich kan laten en kan toegeven aan haar moeheid. Dat er nog steeds even veel van haar gehouden zal worden. Daarop kijkt ze haar man aan en deze herhaalt in zijn woorden exact dezelfde boodschap. Ze begint te huilen en geeft zich op een bepaalde manier gewonnen. Haar man en ik zijn geroerd door het verdriet dat zo een uitweg vindt. Even later vraagt ze om een glas water en het valt op hoezeer in korte tijd alle radeloosheid is verdwenen. Een draaglast die bijna niet meer te tillen was kan zij nu, met de (h)erkenning van anderen, van zich af laten glijden… Haar laatste week komt op die manier in een heel ander licht te staan. Ze kan vredig sterven na een innig afscheid van haar man en van haar kinderen en kleinkinderen.

In deze casus blijkt een bijna niet (alleen) te dragen last uiteindelijk niet ondraaglijk. Het is een voorbeeld uit een reeks ervaringen die ik in de loop der jaren heb meegemaakt. Dit voorbeeld is me bijgebleven omdat de ontknoping me aanvankelijk verblufte en pas later zo logisch leek. Met dit voorbeeld wil ik echter niet suggereren dat ik of wij over succesformules beschikken. Noch dat alle heftige nood volledig kan worden weggenomen. Maar het is wel een voorbeeld van hoe er samen gezocht kan worden naar factoren die een verstoorde balans positief kunnen beïnvloeden.

Tot besluit

Toenemende afhankelijkheid of de dreiging daarvan, alsook de confrontatie met ziekte en dood zijn bronnen van lijden. Dat lijden bij het leven hoort wordt wel eens vergeten als je gezond bent in deze maatschappij. Maar iedere verandering kan de balans verstoren. Ouderdom en ziekte brengen een stortvloed aan veranderingen met zich mee. Zaken kunnen zodanig gaan kantelen dat alles uit balans raakt en het hele bestaan als het ware in de lucht komt te hangen. Hoe iemand daarmee omgaat heeft te maken met het voorafgaande leven en met de eigen persoonlijkheid. Wanneer iemand in existentiële nood verkeert en niet meer verder kan, zijn anderen hard nodig. Die hulpverlening vormt een cruciaal onderdeel palliatieve zorg en aan de zorg voor ouderen in hun laatste levensfase.

Literatuur

Enklaar, J. (1999). *Terminus. Dr. Ben Zylicz en de kunst van het sterven.* Zutphen: De Plataan.
Leeuwen, P. W. van (2003). Ondraaglijk of bijna niet alleen te dragen? *Pallium, 4,* 6–11.
Leeuwen, P. W. van (2012). Palliatieve zorg zonder euthanasie? *Tijdschrift voor Ouderengeneeskunde, 4,* 58–61.
Muijsenbergh, M. van de (2001). *Palliatieve zorg door de huisarts. Ervaringen van huisartsen, patienten en naast-staanden.* Dissertatie, Universiteit van Leiden.

Aanbevolen

Berg, M. van de, & Leget, C. (2012). *Leven aan de grens. Reflecties op terminale zorg.* Utrecht: Ten Have.